血管専門医が教える新事実

科学的根拠で血流をよくする

JN198237

SOGO HOREI PUBLISHING CO., LTD

はじめに

本書を手に取っていただき、ありがとうございます。

医師の梅津拓史と申します。私の専門は心臓や血管です。主に心臓の血管が詰まったり、細くなったりしたときに「カテーテル」という特殊な2ミリメートルくらいの管を血管まで通して、内側から風船やステントという金網で血管を広げ、血流を回復させる治療をしていました。これまで通算で2500例以上の心臓カテーテル治療を行ってきました。

そんな私がその経験を通して思うのは、血管の病気は予防が大事ということです。

現在、私は、地域の総合診療医として内科系の疾患は小児から大人まで幅広く診ております。残念ながら、血管は年齢とともに硬くなり、狭くなって詰まりやすくなりますというのが一般的な答えですが、実は、その進行を遅らせたり、いつまでも若い血管でいたりする事も不可能ではありません。そこで重要になってくるのが「血流」です。

本書では、血流の良し悪しを決めるものを「血流力」として、血流力を高めるための「血管」と「血液」の両方をいつまでも健康的な状態に保つ方法をエビデンス（科学的根拠）をもとにお伝えしていきます。

「血管」の要素で広く一般的に知られているのは血圧、「血液」の要素はコレステロールや中性脂肪、血糖値などを皆さんはイメージすると思いますが、「血管」の要素では、それに加えて「血管内皮細胞（血管の一番内側の細胞）」が極めて重要な役割をしていて、血液と相互に関わり合っています。血流は年老いても良くする事ができます!!

科学的根拠などというと難しく思われるかもしれませんが、要は健康的な食事や運動などの「より良い生活習慣」をその健康効果とともに紹介するということです。「これって本当？」「こういう実験結果とかデータがあるよ」とお伝えする感じです。

本書を読んで正しい食生活や運動を知り、血流力を高めて、いつまでも若々しく健康でいるための習慣を、ぜひ、身につけていきましょう。

梅ちゃん先生の「血流」基礎講座

本書の内容をより理解していただくために、血流に関するキーワードを最初にまとめています。知っているようで知らない、血液や血管の知識をここで知っておきましょう。

●血液

体重の13分の1は血液です。体重60キロの場合、4・6リットルが血液です。

●血液の成分

赤血球

体の組織に酸素を運び、体内で集めた二酸化炭素を肺から放出する働きをします。ちなみに、毛細血管は、赤血球1個がやっと通れる細さです。

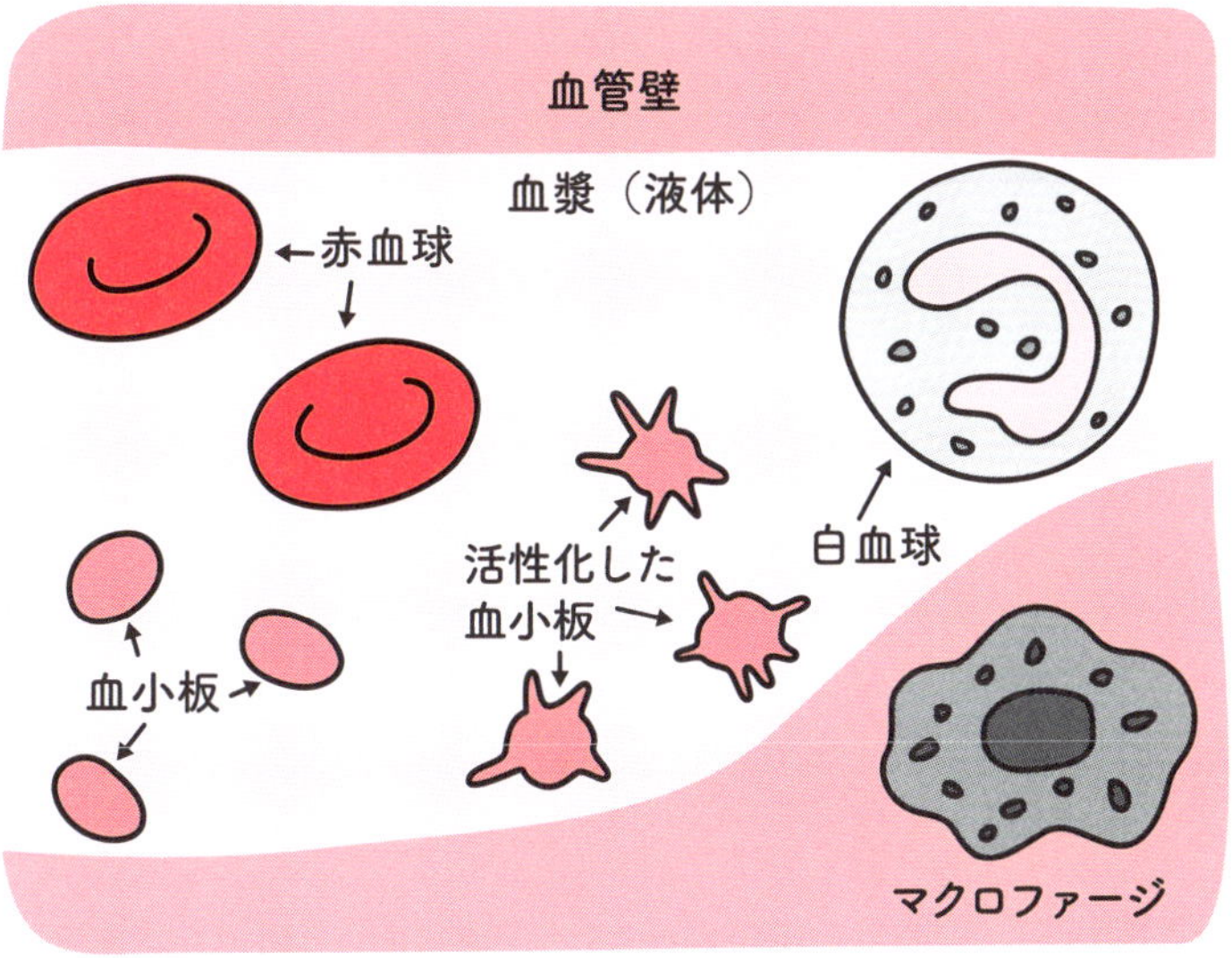

白血球

外からの細菌や、体のがん細胞を攻撃したり、免疫系の働きをしたりします。体の中の異物を飲み込んだりもします。

血液から血管内皮細胞の下に潜り込み、LDL（悪玉）コレステロールを飲み込んで、プラークの形成に関わっています。

マクロファージ

白血球の1種で、アメーバのように移動します。死んだ細胞や侵入した細菌などを食べて、体内を「掃除」しています。LDL（悪玉）コレステロールを食べて、プラークの形成にも関わっています。

血小板《けっしょうばん》

血栓《けっせん》（血のかたまり）の形成に関わり、止血の役割を持っています。血栓ができると、心臓や脳、体内の太い血管が詰まってしまうこともあります。

血漿《けっしょう》

さまざまなタンパク質やホルモンなどを含む液体です。各臓器に指令を出すメッセンジャー物質、糖分や中性脂肪、コレステロールなどを運んでいます。

●循環器系の働き

血液は心臓から大動脈（最も太い血管）を流れ、体の組織の毛細血管を通って、酸素や栄養素を細胞へ送り届けます。そして、二酸化炭素や不要なものを集めて、大静脈から右心房に入り、右心室から肺へと送られます。肺に入った赤血球は、二酸化炭素を放出して酸素を得ます。その後、左心房に戻り、左心室から大動脈へ送り出されて、また全身を巡っていくのです。

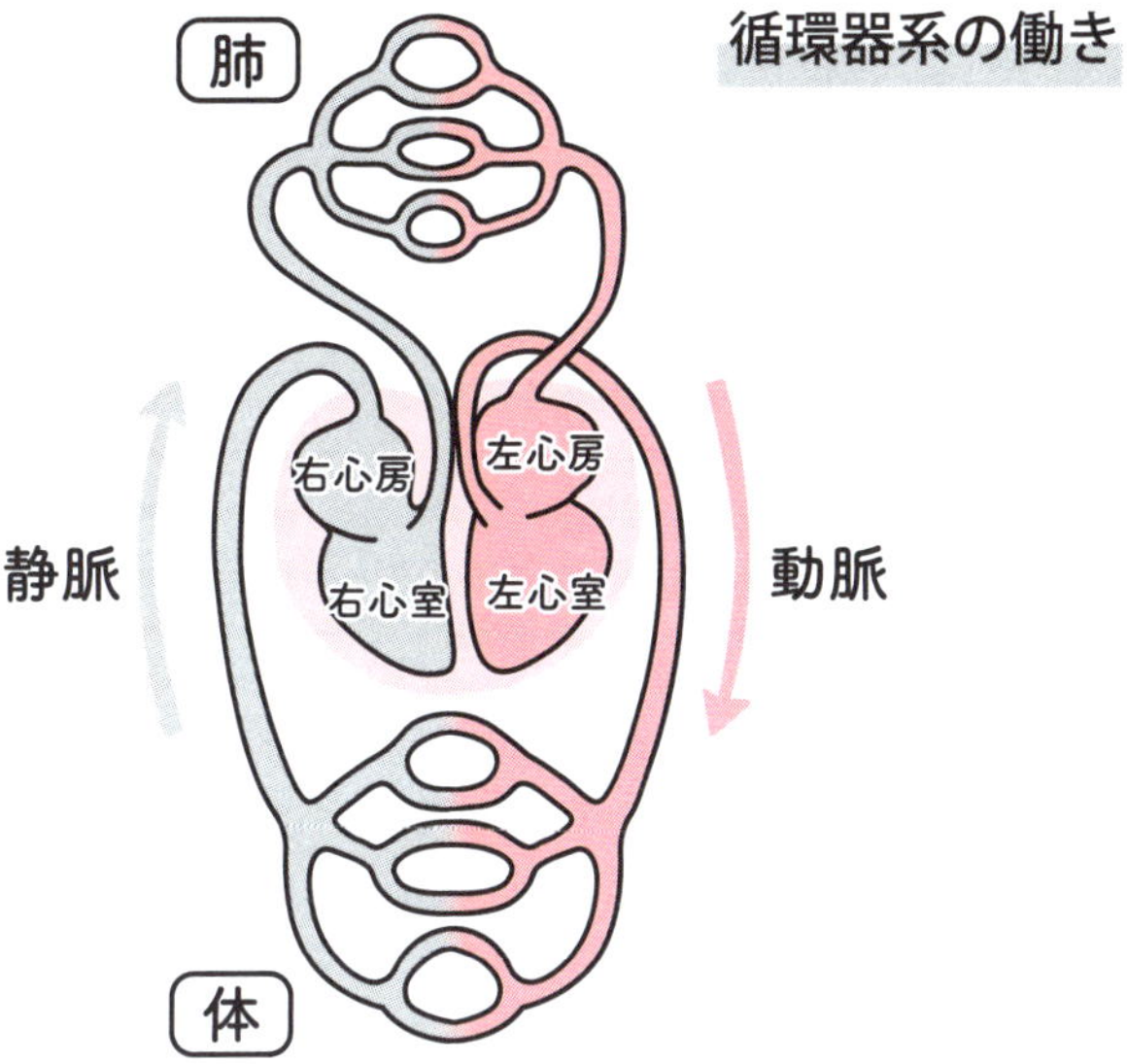
循環器系の働き
肺
右心房
左心房
静脈
右心室
左心室
動脈
体

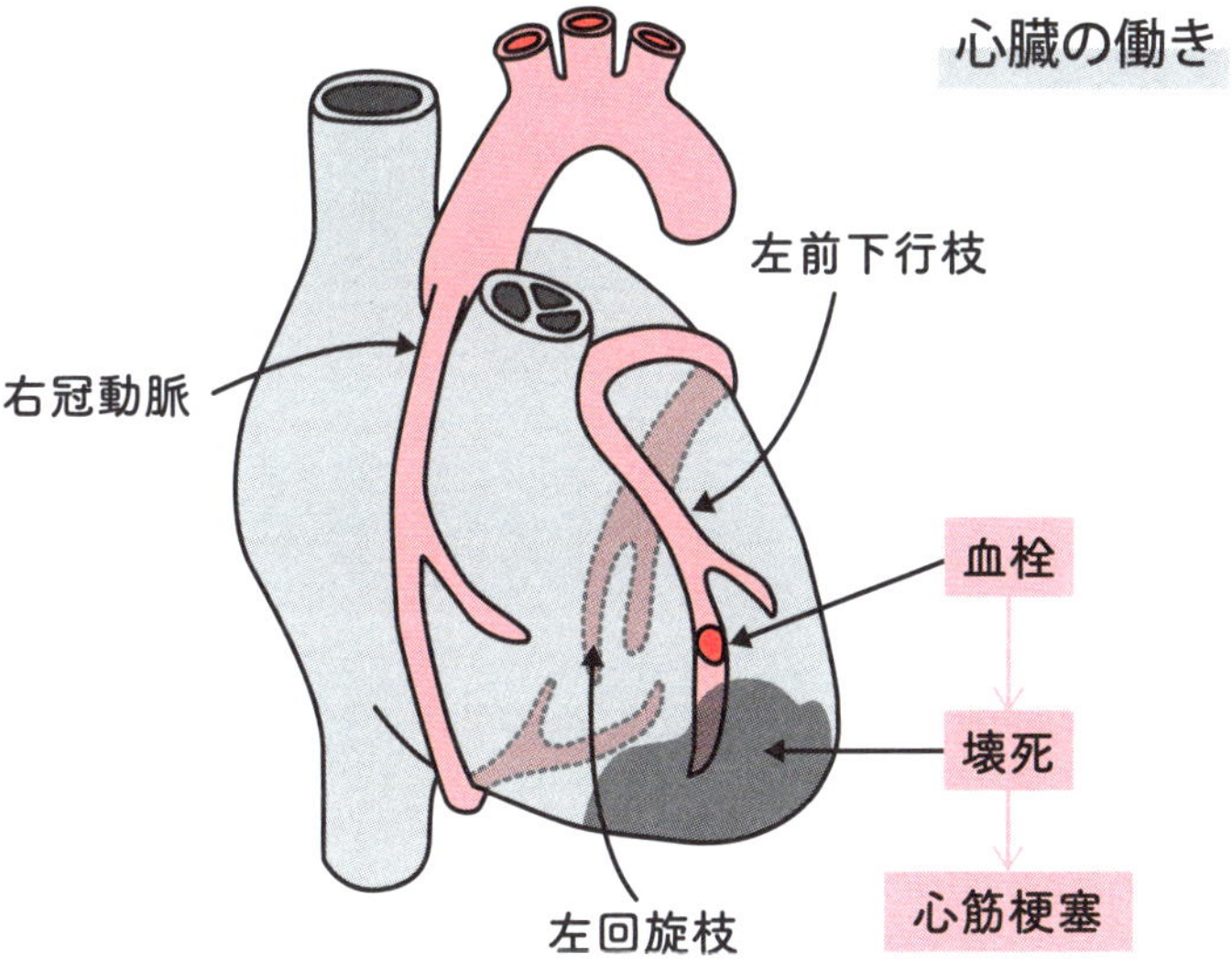
心臓の働き
左前下行枝
右冠動脈
血栓
壊死
心筋梗塞
左回旋枝

●心臓の働き

心臓は「心筋」という筋肉からできています。

心筋に血液を運んでいるのが、「冠動脈（冠状動脈）」という血管です。心臓を冠のように覆っています。主に「左前下行枝」「左回旋枝」「右冠動脈」の3本があります。この冠動脈が狭くなって、心臓の血液が足りなくなり、酸素不足のため運動をするときなどに胸が痛むのが「狭心症」、血栓が詰まって心筋の血流が足りず細胞が死んでしまうのが「心筋梗塞」です。

●血管の構造

冠動脈や大動脈など、目に見えるくらいの大きな動脈は「内膜」「中膜」「外膜」からなる3層構造をしています。そのうち、内膜は「血管内皮細胞」と「基底膜」からできています。

目に見えないくらい細い毛細血管は、血管内皮細胞と基底膜のみでできています。

静脈には、血液が逆流しないように「弁」がついています。

●血流に関する言葉

血圧

血液が流れるときに、血管内を押す力のことです。上の血圧（心臓が縮んで血液を押し出したとき）を「収縮期血圧」、下の血圧（大動脈から毛細血管に血液が送られるとき）を「拡張期血圧」と呼びます。

血糖値

血液中のブドウ糖の濃度のことです。濃度が高くなると「糖尿病」と診断されることがあります。

コレステロール

脂質の一種で、細胞の膜を構成したり、ホルモンなどの材料になります。主に次のような種類があります。

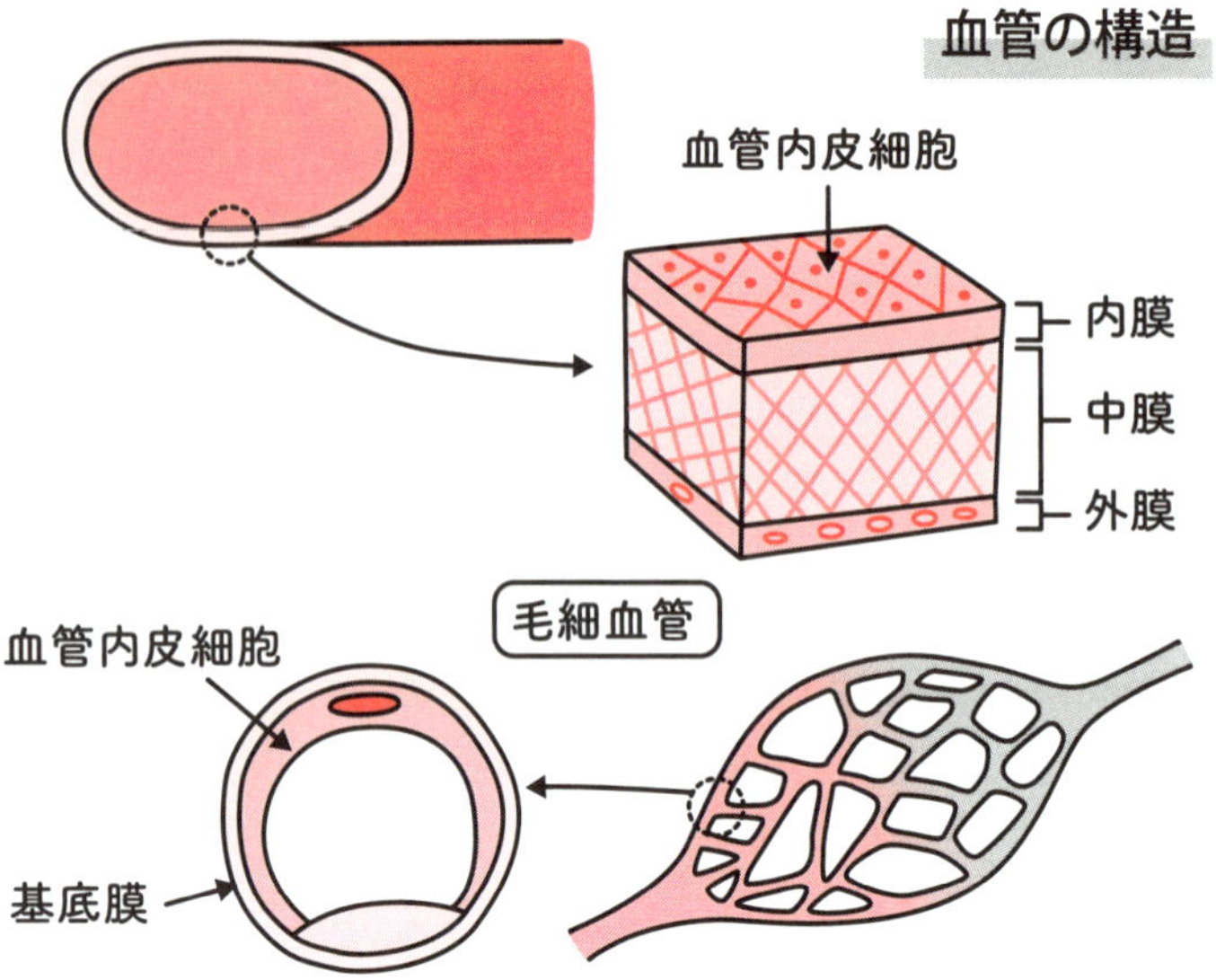

・HDL（善玉）コレステロール
体内の余分なコレステロールを肝臓に運びます。

・LDL（悪玉）コレステロール
体内へコレステロールを運びます。量が多いと血管内にたまり、動脈硬化などの原因になります。

・中性脂肪
肝臓で作られ、エネルギーとして使われます。余った分は体内に「脂肪」としてたまり、肥満などの原因になります。

血液中のコレステロールや中性脂肪など

の脂質が一定の基準よりも多い状態を「脂質異常症」といいます。

もくじ

第1章

最新の研究でわかった『血流力』の新常識

第2章

血流をよくするウソ・ホント

第3章

血管と血液がキレイな人はこれを食べている

第4章

もっと「血液サラサラ」「血管イキイキ」になる食べ方

第5章

「血流力」が高い人の習慣

ブックデザイン／別府拓（Q.design）
図版・DTP／横内俊彦
イラスト／アライヨウコ

第1章

最新の研究でわかった『血流力』の新常識

血流の良し悪しは「血液」と「血管」どちらが決める？

この本を手に取っている方は、少なくともご自身の「血流力」に何らかの不安があるのではないでしょうか。「健康診断でよくない数値が出てしまった……」「医者から塩分や糖分を控えるように言われた」「血圧がなかなか下がらない」など。これらの症状を放っておくと、大変なことになる可能性があります。

厚生労働省によると、令和５年の死因順位は、第１位が悪性新生物（がんなど）で38万2492人、第２位が心疾患（高血圧性を除く）で23万1056人、第３位が老衰で18万9912人、第４位が脳血管疾患で10万4518人となっています（「令和５年（2023）人口動態統計月報年計（概数）の概況」より）。

実に、２位と４位を合わせて30万人以上の方が、血流が原因の病気で亡くなっているのです。

血流力が低下すると、心臓の血管が詰まる「心筋梗塞」や、心臓の血管が狭くなる「狭

主な死因(2023)

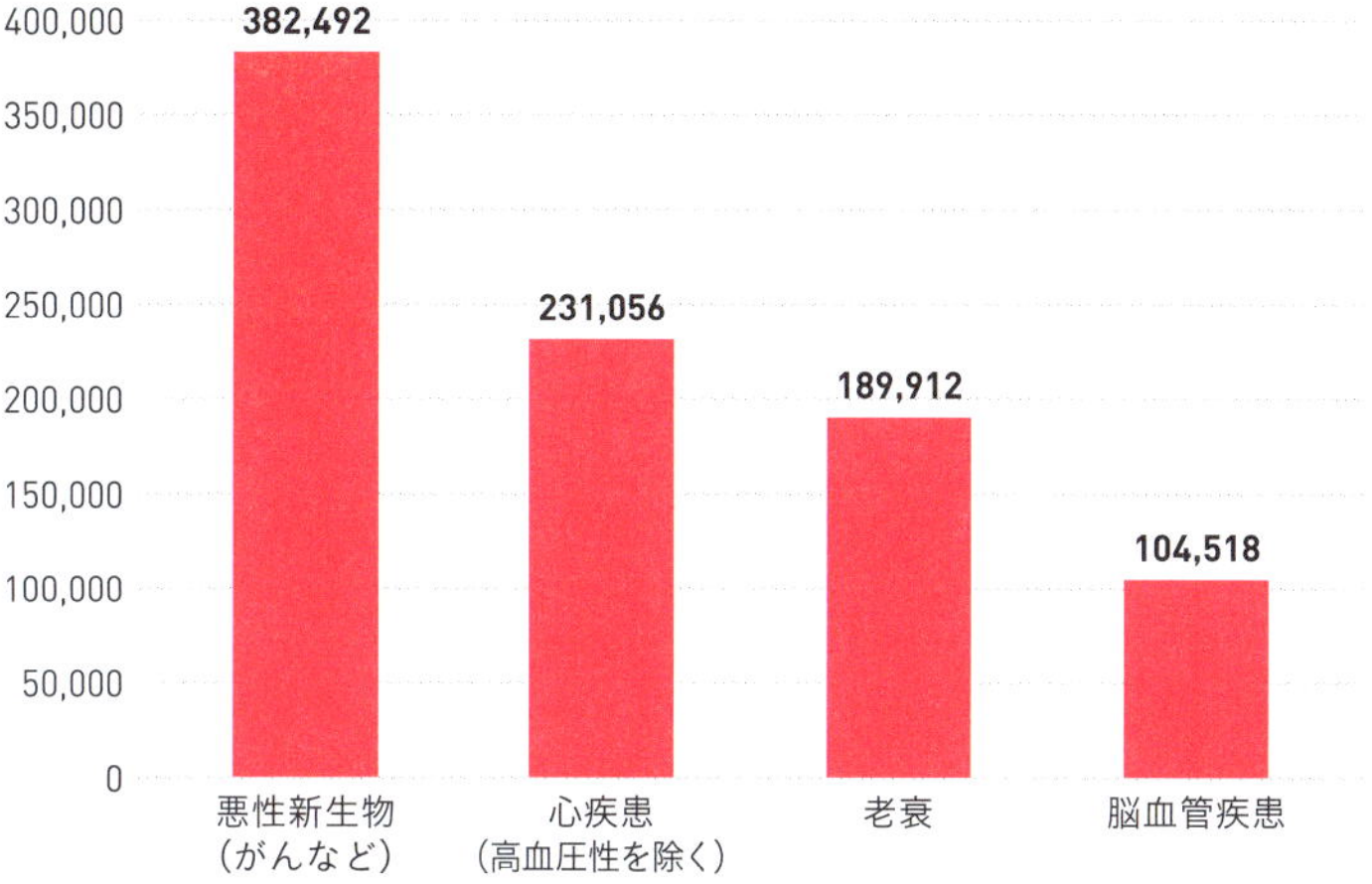

厚生労働省「令和5年（2023）人口動態統計月報年計（概数）の概況」よりグラフを作成

心症」だけでなく、次のようなさまざまな病気や症状を引き起こします。

- 脳卒中（脳の血管が切れて出血する「脳出血」、血栓によって脳の血管が詰まる「脳梗塞《のうこうそく》」）
- 閉塞性動脈硬化症《へいそくせいどうみゃくこうかしょう》（足の血流が悪くなり、歩くときに足のしびれや痛み、冷えなどを感じる病気。進行すると、歩くとき以外でも症状が出ることがある）
- 重症下肢虚血《じゅうしょうかしきょけつ》（血管の内側が狭くなって、下肢《かし》の筋肉に血液が十分に行きわたらなくなる病気。進行すると、組織が死んでしまうこともある）
- 骨粗しょう症（骨の量が減り、骨折しや

すくなる病気

- **認知症**（認識・記憶・判断などの力が低下して、日常生活に影響が出る状態）

血管の病気は発症すると、完全に回復して元の生活が送れるようになるまで時間がかかったり、何らかの後遺症が残ったりして、寝たきりや介護が必要になってしまう場合が多いのです。また、認知症や骨折なども、寝たきりの大きな原因となります。

人生の最期まで健康的な生活を送るためには、今すぐに「血流力」を上げて、これらの病気を防ぐ必要があります。

最近は働き盛りの若い人で、心筋梗塞などの血管の病気になる方が増えています。他人事と思わず、早めに対策していくことが大切です。

では、血流力を上げるためにはどうしたらよいのでしょうか。

まず、血流力を左右する要素は大きく「血管」と「血液」に分かれます。

近年、「血管」における血流力の決め手の1つとして注目されているのが、「**血管内皮細胞**《けっかんないひさいぼう》」です。

血管内皮細胞は、血管の一番内側にあり、さまざまな化学物質を分泌して、血管を縮めたり、広げたりする働きをしています。体の中で最大の内分泌器官といわれていて、その重量は肝臓に匹敵するほどです。

この細胞が正常に働いていれば、血管は柔らかくイキイキとした状態を保つことができます。

しかし、「高血糖」「高血圧」「高脂質」「メタボリックシンドローム」「糖尿病」「脂質異常症」などの**「生活習慣病」**によって働きが低下すると、血管の病気を引き起こす「動脈硬化」につながっていきます。

まず、血管を広げたり縮めたりする力が弱くなり、血管の壁が硬くなります。その後、血管壁内にプラークができて、動脈硬化へと進行していきます。

プラークが何らかの原因で傷つき、血液に触れると、本来止血のための血栓や剥がれたプラークが血管をふさいでしまい、血液が流れなくなります。それが、心臓で起こると心筋梗塞、脳で起こると脳梗塞となるのです。

また、血管内皮細胞の働きが低下すると、「血小板」が活発になります。

血小板は、血液に含まれる細胞です。血管内が傷ついたときに、集まって傷口をふさいで止血します。

活発になった血小板は、固まりやすくなります。すると、血液がスムーズに流れにくくなるのです。いわゆる「血液ドロドロ」というのは、このように血小板が固まりやすい状態を指しています。


つまり、血流の良し悪しは、主に血管の状態で決まります。**血管内皮細胞が適切に機能し、血管が広がったり縮んだりして、血液を運べる「柔らかい」状態に保たれていることが一番大切な**のです。

次に、血液の状態も大事な要素です。血小板が活発になりすぎず、固まりにくい「サラサラ」の状態の方が、血液は血管の中を滞りなく流れていくことができるからです。

血流力を高めるには、第1に血管、第2に血液の状態を改善する必要があります。そのための秘訣が、血管内皮細胞を良好に保つことなのです。

健康診断の結果が問題ないなら、血液はキレイ？

そもそも、「血液がキレイ」というのは、どういう状態なのでしょうか。

血管が傷ついて出血すると、まず血小板が集まって止血しようとします。ただ、血小板だけでは不安定なため、血液中のタンパク質が働きかけることで、フィブリンという成分が赤血球なども巻き込みながら血栓を作って出血を止めます。この働きを「凝固系」といいます。

ただ、血液は固まったままだと、流れなくなってしまうので、プラスミンという成分が、できた血栓を溶かして、正常の血流に戻します。この働きを「線溶系」といいます。

健康な人は、この凝固系と線溶系のバランスが保たれています。

さまざまな原因で、凝固系が活発になったり、線溶系が低下したりすると、血液が固まりやすくなり、心筋梗塞や脳梗塞などの病気につながります。

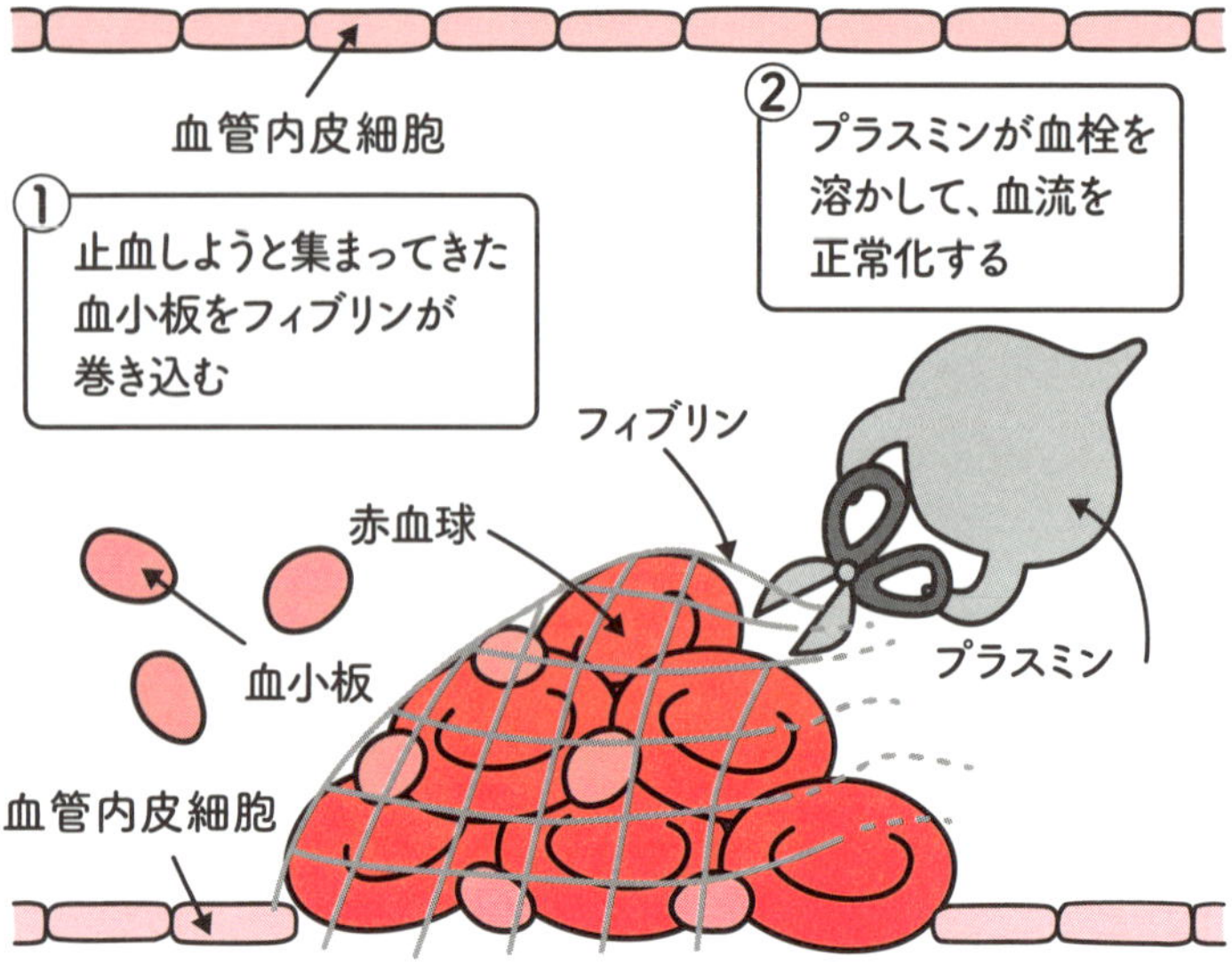

実は、凝固系と線溶系、血小板の働きの調整には、血管内皮細胞が大きく関わっています。

血圧や血糖値、コレステロール値が高くなると、これらの調整に関わる血管内皮細胞の機能が低下して、血液がドロドロになるのです。

では、それらの数値がすべて正常な場合、血液はサラサラなのでしょうか？

2013年に、日本人の血管内皮細胞の機能、血圧、血糖値、コレステロールなどを調べたデータがあります。

結果は、血管内皮細胞の機能が最も低下しているグループで、高血圧の人は25％、糖尿病の人は10％、脂質異常症の人は50％いました。
単純計算すると、血管内皮細胞の機能が低い人のうち、20％以上は、高血圧も糖尿病も脂質異常症もない人ということになります。

どの数値も高くないのに、血管内皮細胞の機能が低い場合、1つ考えられるのは、「メタボリックシンドローム」です。

メタボリックシンドロームは、まず腹囲が男性で85センチ以上、女性で90センチ以上あり、さらに、次のうち2つ以上にあてはまります。

- 中性脂肪値が高い、あるいはHDL（善玉）コレステロール値が低い
- 血圧が130（上の血圧）／85（下の血圧）㎜Hg以上
- 空腹時の高血糖

この血圧や血糖値の数値は、一般的な高血圧や糖尿病の診断よりも厳しい設定です。
また、メタボリックシンドロームによって血管内皮細胞の機能が低下するだけでなく、

内臓脂肪からも、血液ドロドロに関係する物質が分泌されます。

この物質が増えると、線溶系が抑制されて、さらに血液が固まりやすくなります。内臓脂肪の量が増えるほど、その物質の血液中の濃度は高くなります。これが、メタボリックシンドロームで血液がドロドロになる原因の1つといわれているのです。

ご自身の血流力を知る大切な基準として、メタボリックシンドロームの条件もチェックするようにしてください。

いつまでも20代のような「血流力」を保つために

「人生100年時代」という話をよく聞きますが、個人的には全くそう思いません。私は1日の外来で、90代の患者さんは何人か診察しますが、100歳以上の方はほとんどいません。今のところは、未来に実現するかもしれない夢物語といったところでしょう。仮に実現したとしても、その中に「100歳まで健康でいられる人」はどれくらいいるのでしょうか。ただ長く生きればよいというものではないと思います。

カナダ、アメリカ、イギリスの医学の発展に多大な貢献をしたウィリアム・オスラー博士は「人は血管とともに老いる」という言葉を残しました。

年齢を重ねると、私たちの「血管」には、どのような変化が起きるのでしょうか。

私の経験では、血管年齢に差がつき始めるのは、大体70~80代だと感じます。

ただ、この年代の患者さんは、本当に個人差があります。そのため、カテーテル手術ができるかどうかは、本人の認知機能や歩行距離など身体活動の度合い、血管の状態、その他に病気があるかなどから、総合的に判断します。

一般的に、加齢とともに血管は硬くなり、血圧は上昇していきます。血管の硬さの指標や検査の結果も、年齢とともに右肩上がりに上昇します。

そう言われると、「やはり、血管の老化を止めることはできないのだろうか」と感じる方もいるかもしれません。

ですが、実は70代で、20代と同様の血流力、血圧、血管のしなやかさを保っている人もいるのです。

2017年に発表された論文によると、ある集団の生活習慣や病気などの要因を調べて、一定期間観察したところ、50歳以上の男女のうち、17・7%の人は血圧が正常で、血管の硬さも20代と変わりがありませんでした。

ただし、50代で20代と同じレベルの人は30・3%でしたが、60代では7・4%に減少し、70代以上ではわずかに1%でした。70代以上で、20代のような血管を維持するのは、非常に難しいのです。

では、どうすればよいのでしょうか？

アメリカ心臓協会は、次の簡単な生活習慣を提唱しています。

- 体によい食事
- 運動をして活動的になる
- 体重を減らす
- 適正血圧に保つ
- コレステロールをコントロールする
- 血糖値を減らす
- 禁煙する

という7つの習慣になります。

「そんなことはわかっているよ」

という声が聞こえてきそうです。

ですが、例えば「体によい食事」と聞いて、みなさんは何を思い浮かべますか？「糖質を全くとらない」「お酒を飲まない」「お肉は食べない」……。このように、テレビや雑誌で見た食事術を、自己流に実践していませんか？

血管年齢を左右する、「体重」「血圧」「コレステロール」「血糖値」は、正しい食事と運動で決まります。

本当に正しい食事と運動法は、第2章でお伝えします。

今からでも遅くない！ 今日から「血流貯金」をしよう

血流力を高める7つの習慣を紹介しましたが、「そんなにあってもできない！」と思う方もいるでしょう。その場合でも、「せめてこれだけは」というものがあります。

それは「**運動をして活動的になること**」です。

運動によって、血圧、糖尿病、コレステロール、内臓脂肪、これらすべてを解決できるのです。

年齢を重ねるごとに、私たちの筋肉は徐々に衰えていきます。20歳から80歳までに、全身の筋肉は平均で約15％減少します。特に、**下肢《かし》（股関節から足先までの足の部分）の筋力は約30％も落ちます。**

高齢の方の歩き方を見ると、歩幅が小さく、地面の上を滑るようにしていると思います。

これは、下肢筋肉の低下によって起こるのです。

筋肉量の20歳からの低下

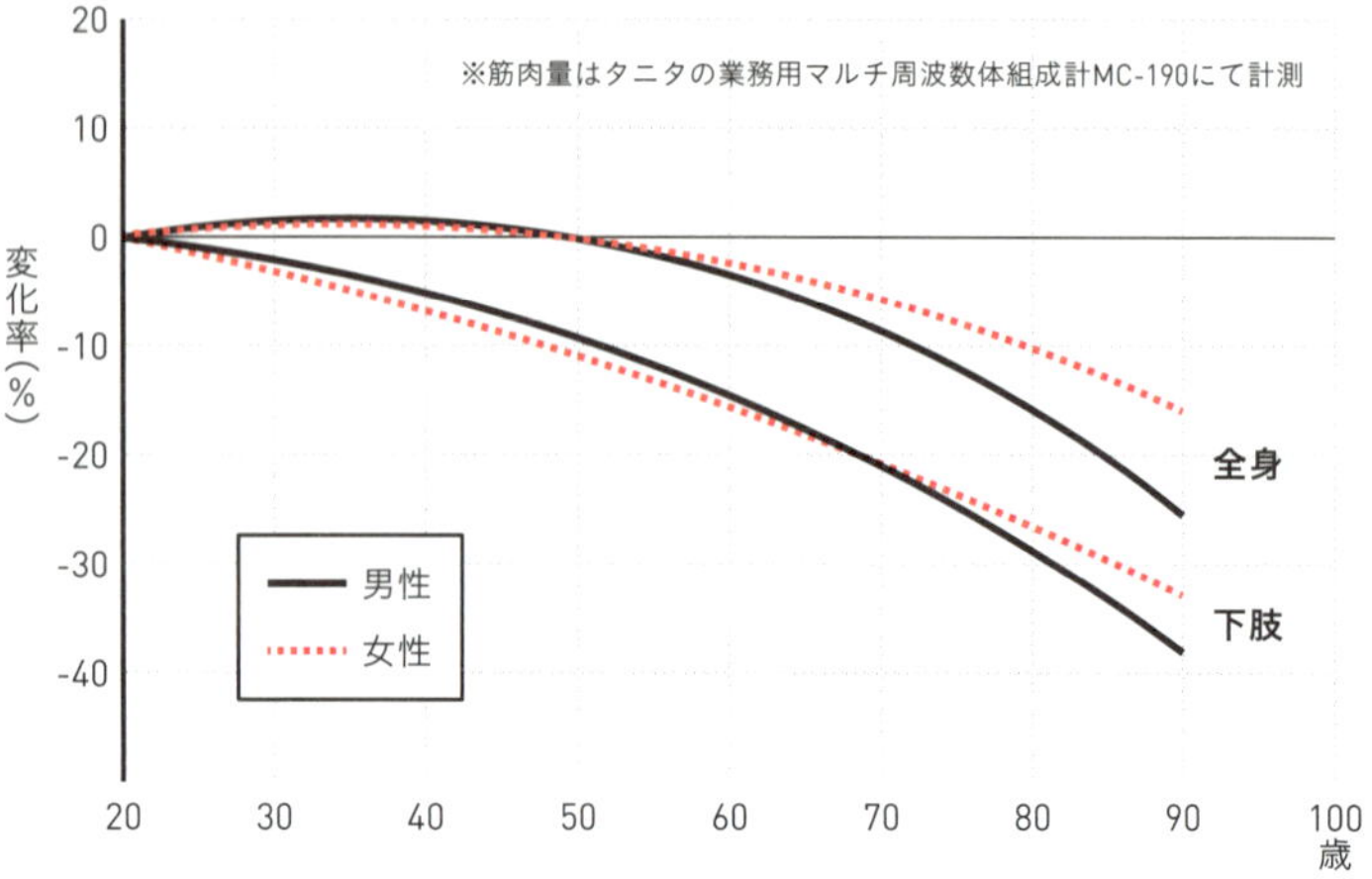

『日本人筋肉量の加齢による特徴』谷本芳美、他。日老医誌2010;47:52-57.より改変

「歩行ができるかどうか」は、老後の生活の質を大きく左右します。健康な高齢の方でも、ちょっとした病気やケガをきっかけにして、歩くことが少なくなり、認知症や寝たきりにつながることがあるのです。

下肢筋力は「血流力」の維持にも、非常に重要な役割を果たしています。心臓から下肢まで届いた血液は、静脈によって心臓に戻されます。

しかし、静脈には、動脈ほどのパワーはありません。重力に逆らって血液を心臓に戻すためには、下肢の筋肉のポンプ作用によって、血液を押し上げる力が必要不可欠です。足が「第二の心臓」といわれているのは、このためです。

複数の国際研究から「歩く速度が速いほど長生きできる」ということも、証明されています。2011年に発表された研究結果では、歩行スピードが毎秒0・1メートル上がるごとに、平均余命が伸びるようです。2017年に発表されたイギリスの研究では、歩行が遅い人は、心筋梗塞や脳卒中などの心血管疾患（心臓や血管の病気）による死亡が、1・7倍以上という結果が出ています。つまり、**下肢筋力を保つことが血流力の維持につながり、健康寿命を伸ばすことになるのです。**

下肢の筋力を保つためには、運動の他に、食事でタンパク質をとることも大切です。

アメリカ人男性と女性（平均年齢約60歳）を対象にして、タンパク質の摂取、下肢除脂肪量（下肢の筋肉量を反映したもの）、下肢筋力について調べた研究があります。結果は、動物性と植物性に関係なく、タンパク質を多くとっているグループでは、下肢除脂肪量が多く、植物性タンパク質を多くとっているグループでは、下肢筋力が強かったのです。

タンパク質の摂取量が多いと、高齢になっても下肢の筋肉量と下肢筋力が保たれる可能性があります。

また、摂取量が多いグループでは、1日の平均摂取量は約100グラムでした。この量をとるのはなかなか大変です。

しかし、この研究に参加したアメリカ人の平均身長は男性175センチ、女性161センチなので、あまり日本人と変わりません。

そのため、日本人でも90グラム以上はとった方がよさそうです。

ただ、習慣というものは、一度にたくさん始めても続かずに、挫折してしまいます。今から少しずつ歩いたり、食事にタンパク質を取り入れたりすることを心がけましょう。

「血圧」「血糖値」「コレステロール」で一番大切なのは？

血流に関する数値で、一番注意すべきなのは「血糖値」です。

みなさん、「健診のときの血糖値は、正常だから安心」と思っていませんか？

しかし、ちょっと思い出してみてください。健診では、空腹時に採血しますね。すると、食後の血糖値に異常がある場合、健診では見逃されてしまう可能性があるのです。

「食後高血糖」とは、空腹時の血糖値が基準となる110mg／dL（以降単位省略）以下でも、食後2時間後の血糖値が140以上の場合をいいます。食後2時間後の値が200以上になると、糖尿病と診断されます。

この食後高血糖でも、死亡リスクが上がってしまうようなのです。

ヨーロッパの研究結果では、空腹時の血糖値が基準値内でも、食後高血糖が認められると、死亡リスクが1・5倍に上がりました。

また、空腹時の血糖値が110以下でも、食後2時間後の値が200以上の「隠れ糖尿病」の場合、死亡リスクは2・0倍にもなります。**空腹時の血糖値よりも、食後の血糖値が高い方がリスクに直結するのです。**

なるべく、普段から血糖値を上げにくい食材を選んで食べるようにしましょう。

ただ、同じ食品を食べても、血糖値が上がってしまう人とそうではない人がいます。

通常、食事をして血糖値が上がると、インスリンというホルモンが膵臓から分泌されて、速やかに血糖値が下がります。

このインスリンの作用が、肥満（特に内臓脂肪）、運動不足、遺伝、年齢、喫煙などによって効きにくくなった状態を、「インスリン抵抗性」といいます。

インスリン抵抗性になると、血液中に糖や脂肪が溢れた状態になり、「血管内皮細胞」の機能が低下してしまいます。こうなると、血糖値が上がりやすくなってしまうのです。

さらに、高血糖の状態が続くと、膵臓のインスリンを作る力が弱くなり、インスリンを作る細胞が壊れて減っていきます。そうなると、血糖値を下げる手段がなくなり、悪循環に陥ってしまうのです。

同じく検査で見逃されている可能性が高いのが、「食後高脂血症」です。食後に中性脂肪などが、異常に増えている状態です。糖尿病やメタボリックシンドロームでよく見られ、インスリン抵抗性が関係しているといわれています。

実は、**コレステロールは食事ではあまり変動しません。食後に上がるのは中性脂肪なのです。**

筑波大学の研究者が心筋梗塞などの冠動脈疾患（心臓の血管の病気）の発症率を調べたところ、中性脂肪の値が上がるほど、発症リスクが上がりました。

私たち医療者は、診察の際にコレステロールの値をとても重視しています。

健康診断などで「高血圧」といわれて、受診される患者さんはたくさんいます。しかし、高コレステロールなどの「脂質異常症」については、検査結果として出ても、受診しない人が多いのです。

しかし、中でも**ＬＤＬ（悪玉）コレステロールの数値は重要です**。さらに、この研究では、中性脂肪、特に食後高脂血症も重大なリスクになることが示されました。

さらに、血圧についても、診察室では正常なのに普段の血圧が高い、「仮面高血圧」に注意しましょう。診察室での血圧が、正常の１４０／90㎜Hg（以降単位省略）未満でも、それ以外の場所で測った血圧が１３５／85以上の状態のことです。

24時間の血圧の平均値が１３０／80以上、夜間の血圧が１２０／70以上、早朝の血圧が１３５／85以上などの場合も該当します。

ある研究では、通常の高血圧には及ばないものの、仮面高血圧や白衣高血圧（診察室でのみ高血圧）でも、心血管疾患のリスクが上がることが示されました。

これらは、健診では見つかりません。

そのため、**健診以外の場で、１３５／85以上の血圧が測定されたら、仮面高血圧を疑い、まずは食事と運動を変え、治療を考えた方がよい**でしょう。

自分の「血流力」を知るには？

「血圧」「血糖値」「コレステロール」のうち1つでも異常があると、冠動脈疾患や脳卒中の危険が高くなります。

しかし、これらが正常でも、冠動脈疾患などの血管の病気を防げないことがわかっています。さらには、同じ数値でも病気になる人とならない人がいます。

その違いは一体何でしょうか？

答えは、先ほども述べた**「血管内皮細胞」の機能**にあると考えられます。

この**血管内皮細胞の機能の状態は、「FMD（Flow-Mediated Dilation）検査」で知ることができます。**

血管内の幅が、安静時からどれだけ広くなるかを測定します。

また、この検査によって、血管内皮細胞が「一酸化窒素」をしっかり作り出せているかがわかります。一酸化窒素には、次のような作用があります。

- 血管を広げる作用
- 血栓の形成を防ぐ作用
- 血管の壁が厚くならないようにする作用

これらの作用によって、血流が保たれているのです。

例えば、狭心症の治療薬である「ニトログリセリン」は生体内で代謝され、一酸化窒素になることで血管を広げます。

ＦＭＤ検査が受けられる医療機関は少ないのですが、検査の装置を発売している「ユネクス」のホームページで検索できます。

健康診断で、血圧や血糖値、コレステロールなどの数値が気になっている方は、一度受けてみてください。

血流力アップが「寝たきり」を防ぐ

人生100年時代といわれる今、健康長寿でいるためには、「寝たきり」状態を避けることが一番重要です。

内閣府の高齢社会白書（令和4年）によると、65歳以上で、介護が必要になった主な原因は、「認知症」が18・1％と最も多く、次いで、「脳血管疾患（脳卒中）」が15％、「高齢による衰弱」が13・3％、「骨折・転倒」が13％となっています。

性別にみると、男性は「脳血管疾患（脳卒中）」が24・5％、女性は「認知症」が19・9％と特に多いようです。

実は、**これらすべてに「血流」が関わっています。**

1位の「認知症」は、「アルツハイマー型認知症」「脳血管性認知症」「その他の認知症」の大きく3つに分けることができます。

主な介護の原因

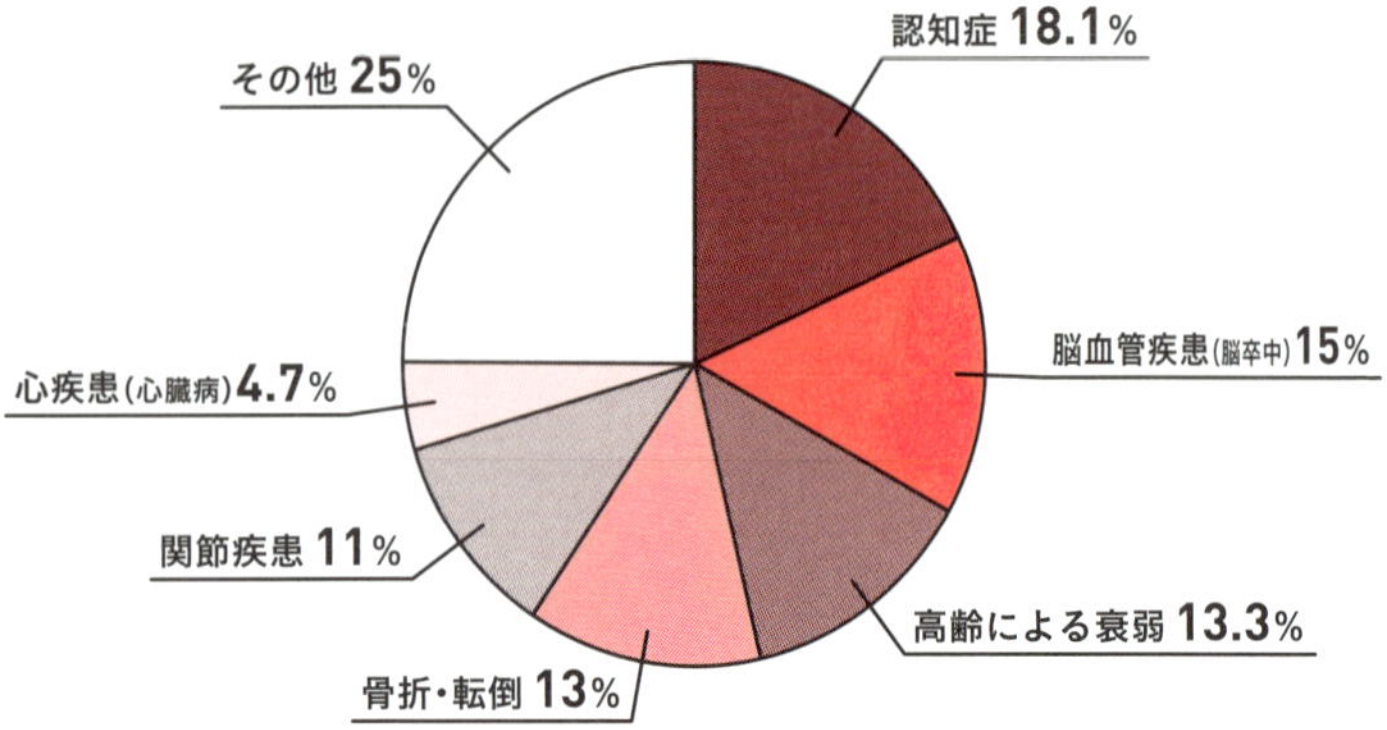

内閣府『令和4年版高齢社会白書』よりグラフを作成

アルツハイマー型認知症と脳血管性認知症では、血管内皮細胞の機能の低下が認められています。特に、脳血管性認知症は、脳の血管の血流に問題が生じることで起こるのです。

認知機能の指標として行われる簡単な検査「MMSE（ミニメンタルステート検査）」の点数は、アルツハイマー型認知症の場合を含めても、血管内皮細胞の機能と相互に関係しています。

血管内皮細胞の機能が低いほどMMSEの点数が低く、逆もまた然りです。

つまり、**血管内皮細胞の機能の改善によって、認知症を予防したり進行を遅らせたりする可能性がある**ということです。

最近の知見では、血管年齢を上げる糖尿病や高血圧などの生活習慣病と認知症が、深く関わっていることもわかっています。

2位の「脳卒中」は大きく脳梗塞と脳出血に分かれます。**どちらも動脈硬化が原因です。**

脳卒中の一番の危険因子は、高血圧ですが、他にも次のようなものがあります。

- 糖尿病
- 脂質異常症
- 心房細動（不整脈の一種。心臓の一部に血栓がつきやすくなり、脳梗塞の原因となる）
- 過度な飲酒
- 喫煙

脳梗塞を発症した人は、特に、血管内皮細胞の機能が低下しています。

隠れ脳梗塞といわれる「大脳白質病変」は、脳の毛細血管などの血流が低下することによって起こるとされています。また、症状が重いほど、血管内皮細胞の機能が低下しているようです。

毛細血管は、ほとんどが血管内皮細胞でできているため、より血流に影響が出やすいのでしょう。


3位の「骨折」については、閉経後の女性に多い、「骨粗しょう症」が、血管内皮細胞の機能の低下と相互に関連している可能性があります。

動物実験のレベルですが、骨への血流が骨の形成とミネラル化に関わっていることがわかっています。**血流が悪ければ、骨の形成にも影響すると思われます。**


私たちが生きるために必要な栄養や酸素などは、全身に張りめぐらされた血管を流れる血液によって、体中の細胞に届けられています。そのため、体の一部で血流が滞っているということは、全身の血流が低下しているというサインなのです。

血流のケアは全身、そして、みなさんの「未来」につながっています。

寝たきりを防ぎ、「健康に毎日を過ごせる」未来のために、血流をよくする習慣を心がける必要があるのです。

血流がよくなれば「痛み」や「冷え」も消える？

血管内皮細胞の機能の低下が進行し、血管内にプラークができると、血管の内部が狭くなり、血流が悪くなって「痛み」や「冷え」などの症状が出ることがあります。

特に心筋梗塞の場合、次のような強烈な症状がでます。

- 胸痛、胸部圧迫感（胸の上に象が乗っている感じ）、胸が締めつけられる感じ（最も多い）
- 冷や汗
- 肩の痛み
- 顎や首の痛み
- 背中の痛み
- 吐き気や嘔吐

これらの症状がでたら、すぐに処置が必要になります。しかし、高齢の方や糖尿病の場合は症状が出ないこともあります。

つまり、**命に関わる状況になるまで気づかない**ということです。そのため、寝たきりや介護が必要な状況につながる可能性も高まります。

足にも似たような症状がでることがあります。足の血管が狭くなるとよく起こるのが、「閉塞性動脈硬化症」という病気です。

これら**すべての病気の原因は、「動脈硬化」**です。そのため、心臓や脳、足の血管の病気はしばしば同時に起こります。

もし、足の血管に異常があれば、心臓や首の血管なども狭くなっていないか調べてもらいましょう。

下腿の血圧が低い場合は、閉塞性動脈硬化症が強く疑われます。また、膝下には主な動脈が3本あります。下腿の血圧があまり低下していなくても、膝下の動脈が詰まったり、狭くなったりしていることがあります。

典型的には、ある程度歩くとふくらはぎが痛くなって歩けなくなり、しばらく休むと回

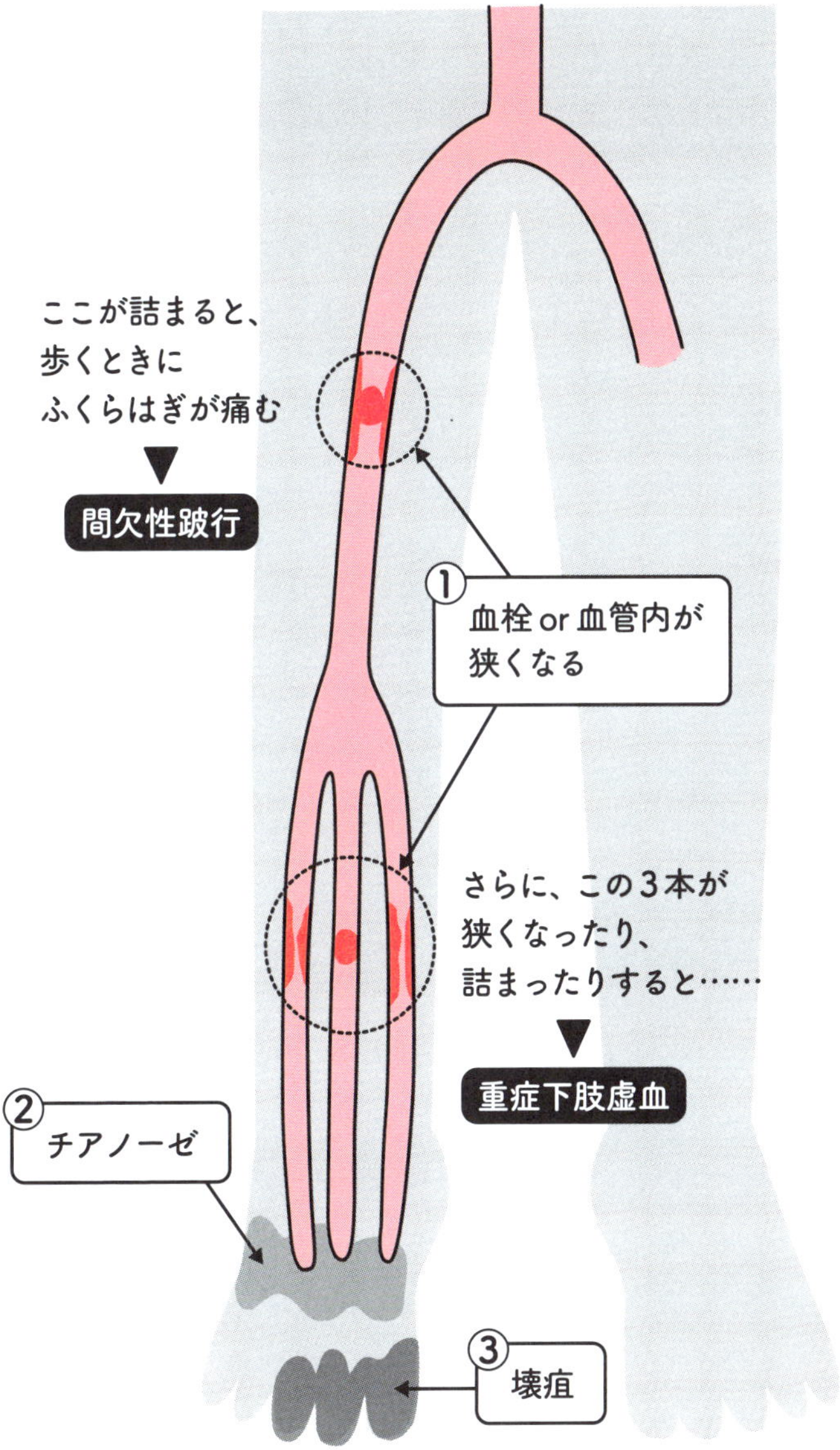
ここが詰まると、
歩くときに
ふくらはぎが痛む
▼
間欠性跛行
①
血栓 or 血管内が
狭くなる
さらに、この3本が
狭くなったり、
詰まったりすると……
▼
重症下肢虚血
②
チアノーゼ
③
壊疽

復してまた歩けるようになる、「間欠性跛行《かんけつせいはこう》」という症状がでます。

心臓は安静にしているときでも、1分間に約5リットルもの血液を送り出していて、運動しているときは最大で1分間に約25リットルにもなります。

筋肉（骨格筋）では、安静にしているときは、心臓から送り出された血液の約20％が流れ、運動しているときは約80％以上へ増加します。血管が狭くても、普段は血流がなんとか賄われていますが、運動しているときには各組織に血液が足りなくなります。

すると、疲労物質などが残って、筋肉に炎症を起こしたり、緊張状態にしたりすることで、痛みがでるようです。主に、ふくらはぎに症状がでます。

その他には、下肢の冷感やこむら返り、脱毛などの症状がでます。

進行すると、「重症下肢虚血」といって、足の指がチアノーゼ（血液中の酸素が少なくなって青紫色に変色すること）になったり、壊疽《えそ》（組織が腐ること）したりしてしまいます。

最悪の場合、足を切断しなければいけなくなることもあるのです。

私たちカテーテル治療医は、心臓の血管の治療が専門ですが、下肢の血管も治療しています。重症になる前に治療をすることで切断を回避できることもあるのです。

血液検査の数値がよくない方は、これらの症状を感じたら、「ただの足の痛み」と放っておかずに、一度専門医に相談することをおすすめします。

第2章

血流をよくする
ウソ・ホント

減塩すれば血圧は必ず下がる？

高血圧がさまざまな病気の可能性を高めることは、みなさんもご存じでしょう。

特に、心血管疾患が起こりやすくなり、中でも脳卒中と関連があります。

「塩分」が高血圧の原因になることも、よく知られていますね。

厚生労働省が3年ごとに実施している調査によると、令和5年に高血圧で治療を受けていると推測される総患者数は、1609万2000人で、前回の調査に比べて98万1000人増加しているそうです。

そのためか、世の中には血圧に関するさまざまな情報が溢れています。「薬なしで血圧が下がる」「血圧は減塩しなくても下がる」というものも見受けられます。

しかし、本当にそんな簡単に血圧は下がるものなのでしょうか。

実は、**塩分によって血圧が変動する（塩分感受性）人と、塩分によって血圧が変動しない（塩分非感受性）人がいる**のです。薬がなくても簡単に血圧が下がる人は、塩分感受性の可能性があります。

さらに、塩分感受性に関係しているとされる遺伝子があるのです。ある調査によると、日本人は白人に比べてこの遺伝子型が多く、なんと81％の日本人が持っているようなのです。

そのため、日本人は塩分感受性が強い人が多いようです。実際は、この調査結果よりも少ないといわれていますが、夜間に血圧が下がらないタイプとの関連も指摘されています。

少し古いデータですが、1997年に発表された日本の研究結果では、塩分感受性による高血圧の方が、心血管疾患のリスクになる可能性が高いようなのです。

ここまで聞くと、塩分感受性がない人は、血管の病気とは無縁のような気がしてしまうかもしれません。しかし、**塩分感受性のない人でも、やはり減塩をした方がよさそう**です。

ある研究では、40歳前後の正常血圧の男女を、塩分感受性のあるグループと塩分感受性のないグループに分けて、それぞれ塩分が少ない食事（1日1・17グラム）と塩分が高い食事（1日17・55グラム）を7日間ずつとらせました。

すると、どちらのグループも、塩分が高い食事によって、血管内皮機能の低下が認められたのです。

日本人の1日の平均食塩摂取量は9・8グラム（厚生労働省「令和5年国民健康・栄養調査」）です。しかし、WHOは5グラム未満、日本の高血圧治療ガイドライン2024でも6グラム未満を推奨しています。

現代の日本人の平均的な食事では、加工食品に含まれる塩分が多いため、減塩は少し難しいのが現実です。

しかし、病気になるリスクを減らすためには、できる限り対策をしましょう。具体的な方法については第4章で触れたいと思います。

Q 減塩すれば血圧は必ず下がる？

A 人によって効果は違う

？ 血流が悪くなるのは血液の「量」が減ったから？

「血流が悪いのは、そもそも作られる血液が少ないから」という内容のネット記事などを、ときどき見かけます。しかし、**血液の量はその人の体重によって決まっています**。血液の量が極端に減って血流が悪くなる、ということはないのです。女性に多い「貧血」も、血液中のヘモグロビンが少ない状態であり、血液そのものが少ないわけではありません。

ただ、血液のおよそ50％は水分でできています。そのため、**脱水状態になって体内の水分が少なくなると、血液の粘度が上がります。血液の粘度とは、血液の流れやすさを示すもの**です。血液中の赤血球の量、狭い血管内での赤血球の変形しやすさや、赤血球同士のくっつきやすさなどによって決まります。赤血球の量が増えたり、糖尿病によって赤血球が変形しにくくなったりして、血液の粘度が上がると、血液がドロドロになります。

また、年齢が上がると、喉の渇きを感じにくくなり、脱水状態になりやすくなるため、高齢の方は特に意識して水分をとりましょう。特に、運動したり、暑かったりして大量に汗をかいた場合は、水分にプラスして塩分を補給してください。

ただし、市販のスポーツドリンクは、塩分が少なく糖分が多いものがほとんどなので、あまりおすすめしません。日本スポーツ協会では、熱中症を予防するための水分補給について、0・1〜0・2%の食塩（100ミリリットル中にナトリウムが40〜80ミリグラム）と糖質を含む飲料を推奨しています。砂糖は6%前後、つまり、100ccあたり角砂糖2個分です。

しかし、**スポーツドリンクが推奨されるのは、激しいスポーツを1時間以上行う場合**です。糖質をとるのは、スポーツ中の疲労の予防という観点が大きいようですが、アメリカでは、スポーツドリンクは、肥満や糖尿病のリスクとされています。

血液の粘度と血管の病気との関係についてもさまざまな研究結果があります。

例えば、2002年にアメリカで発表された研究では、1日に5杯以上（1杯約240ミリリットル）の水を飲む人は、2杯以下の人に比べ、心筋梗塞などの冠動脈疾患について、有意にリスクを減らしたという結果がでたそうです。そう多くはないですが、私の経験上、夏場に心筋梗塞を起こした若い男性を診ると、冠動脈が大量の血栓で埋め尽くされていることがあります。冬にはないので、脱水が関係しているのではないかと思います。脳梗塞についても、いくつかの研究で脱水が関連している可能性が指摘されています。アメリカの研究でも、「心房細動」になったことがある患者を調べた結果、脱水症状がある人は、脳梗塞になるリスクが高いことがわかりました。

日本人は塩分摂取量が多いようなので、普段の水分を補給するときには、ただの水がよいと思います。体格にもよりますが、**1日1・5〜2リットルは飲んでください。**

お茶はカフェインを含んでいるので利尿作用がありますし、ビールやアルコール飲料は逆に脱水になってしまいます。ビールは1リットル飲むと、1・1リットルの水分が排出されるそうです。アルコール飲料を飲むときは、水をいつもより多めに飲むことを忘れないようにしましょう。

Q 血流が悪くなるのは血液の「量」が減ったから？

A 体重の13分の1より少なくなることはない

糖質制限は意味がない？

糖質制限の本やネットの記事を多く見かけます。世間的にはダイエット法としての地位を確立しているようですね。

実際に行っている医師も多くいますし、私もゆるい糖質制限を実践しています。

「体重を減らす」ということについては、一定の効果があると考えてよいかもしれません。

しかし、実は、糖質制限の健康への効果については、医学界でも評価が分かれていました。高く評価する医師もいれば、否定的な見方をしている医師もいます。

２０１８年、糖質制限による死亡率の変化について、ある発表がありました。結論は、なんと**糖質制限によって死亡リスクが上がる**というものでした。

もちろん、糖質をとりすぎていても死亡率は上がります。最も死亡リスクが少ないのは、糖質量が全カロリーの50〜55％の場合でした。

これは、厚生労働省と農林水産省による「食事バランスガイド」（健康的な食生活のための、食品の組み合わせや量の目安を表わした資料）や日本の病院の栄養指導と矛盾しません。

この結果を見ると、「糖質制限は、全然ダメ」みたいに思われるかもしれません。

しかし、私は、糖質制限そのものよりも、**「糖質さえ制限すれば、他は何をどれくらい食べてもよい」というのが、完全に間違い**だと考えています。

糖質を制限して、その代わりに何を食べるかによって、血流に関わる病気によるものも含めて、死亡率は変わります。

アメリカの医療関係者を対象とした研究では、糖質の代わりに動物由来のタンパク質と脂質をたくさんとった場合、全死亡リスク（すべての原因による死亡のリスク）と心血管疾患による死亡リスク、がんによる死亡リスクが上がりました。

特に**加工肉がよくない**ようです。一方で、糖質の代わりに植物由来のタンパク質と脂質をとった場合は、全死亡リスクと心血管疾患で死亡するリスクが下がりました。

また、動物由来の脂質の代わりに、魚に多く含まれる脂質や、オリーブオイルなどに多く含まれる脂質、玄米や全粒パン、ポップコーンなどの全粒穀物や植物性タンパク質をとると、冠動脈疾患のリスクが減りました。

つまり、**魚や植物由来のタンパク質と脂質をとることで、血流力が高まります。**

もちろん、動物性のものも、たまに食べるのなら問題ありません。むしろ、極端に動物由来の脂質を食べないと、以前は日本人に多かった脳出血になるリスクが上がってしまいます。

ある研究では、動物性の脂質を多くとるほど脳出血を減らし、統計学的に有意ではないものの、動物性のタンパク質も多いほど、脳出血が減る傾向が認められています。

糖質を制限するとともに、動物性と植物性のタンパク質をバランスよく食べることが大切なのです。

Q 糖質制限は意味がない？

A 「代わりに何を食べるか」がポイント

？ビールは糖質のかたまり？

他にも、糖質については、さまざまな誤った解釈があります。

例えば、ビールは「糖質の塊《かたまり》」のようにいわれていますが、ビールに含まれる糖質は大部分が、体内で吸収できずに排出されるものなのです。

実は、**糖質には、体内で利用できるものとそうではないものがあります。体内で消化吸収して利用できるものを「利用可能炭水化物」といいます。**でんぷん、ブドウ糖、果糖、ガラクトース、ショ糖、麦芽糖、乳糖、トレハロースなどが含まれます。

そもそも、糖質は「糖質＝炭水化物－食物繊維」という計算で求められていました。

しかし、人体が利用可能な糖質を直接測定したところ、異なる数値になったのです。

つまり、食物繊維以外に、体内で利用できない炭水化物があるということがわかったのです。

100グラムに含まれる「利用可能炭水化物」の量

お酒の種類	利用可能炭水化物（グラム）
清酒（普通酒）	2.5
ビール	0.1以下
赤ワイン	0.2
白ワイン	2.5
ロゼ	2.5
蒸留酒（ウイスキー、焼酎など）	0

文部科学省『日本食品標準成分表2015年版（八訂）増補2023年』より改変

文部科学省が調査・公表している「日本食品標準成分表（八訂）増補2023年」によると、日本のほとんどのビールは、体で利用可能な炭水化物を微量にしか含んでいません。

ただ、多くの企業では、糖質の量を、先ほどの計算式で求めて表示しています。日本のビールのラベルには、「糖質約3・0グラム」という記載がありますが、そのうち人体が吸収・利用できる糖質は0・1グラム以下です。白ワインの2・5グラム、赤ワインの0・2グラムよりも少ないのです。

つまり、糖質オフのビール系飲料を選んでも、そもそも利用可能炭水化物が少ないので、意味がないかもしれないということです。だからといって、ガブガブ飲んでよいというわけではありません。人体が利用できない糖質にどんなリスクがあるかは、今のところ明らかになってはいないのです。

みなさん、やはり、ビールはほどほどにした方がよさそうです。ただ、糖質制限中にむやみに我慢する必要はありません。

Q ビールは糖質のかたまり？

A ほとんど体内に吸収されない

テレビや雑誌で話題の食材は本当に効果がある？

数年前に流行った食材に「サバ缶」がありました。このサバ缶が優れているのは、EPAやDHAなど人間の脳や神経、血液にいいとされる魚特有の脂質の含有量の多さです。その脂質は、マグロ、サケ、ニシン、イワシ、カキ、イクラなどにも多く含まれています。魚やEPA、DHAをとることで中性脂肪が減り、HDL（善玉）コレステロール値が上がります。EPAやDHAは医薬品にもなっています。特に冠動脈疾患を持っている人や中性脂肪が多い人には、血管内皮細胞の機能を改善する効果があるようです。

ただ、死亡率に関しては、EPAやDHAだけではよい影響がないか、あっても限定的な作用しか確認されていません。認知機能やダイエットに関しても、統計学的な有意差はでていません。

つまり、**魚の健康効果は、EPAやDHAの効果と関係があっても、同じではない**のです。

トマトも、血流について、さまざまな健康効果があるといわれています。特に次の3つです。

- LDL（悪玉）コレステロールを下げる
- 血圧を下げる
- 血管内皮細胞の機能の改善

2017年に発表された研究では、食事にトマトを加えることで、LDL（悪玉）コレステロールが減少し、血管内皮細胞の機能が改善しました。

しかし、残念ながら血圧を下げる効果は認められませんでした。

一方で、リコピンのサプリメントは、上の血圧を下げる効果がありました。

リコピンには、強力な抗酸化作用があります。生のトマトよりも、加工品や油を使った料理の方が吸収しやすいようです。サプリメントでも同様の効果が期待できそうです。

その他に、トマトにはビタミンCや葉酸、ビタミンKなどのビタミン類が豊富に含まれています。塩分の排出を助けるカリウムも多いのです。

私たちの体内では、酸素を利用してエネルギーを作り出すときに、「活性酸素」という物質が生じます。活性酸素は細胞を傷つけて酸化させ、老化、がん、糖尿病や脂質異常症、動脈硬化などの生活習慣病を引き起こします。

この活性酸素を分解する「抗酸化」の働きは、年齢が上がると低下していきます。そして、処理しきれない活性酸素は体内にたまり、より毒性の強いものへと変化するのです。

酸化を防ぐことが、血流力を保つために必要なことの1つでもあるといえます。

Q テレビや雑誌で話題の食材は本当に効果がある?

A 効果がないものもあるので、要注意!

？タンパク質はいつとるべき？

タンパク質は、「筋力トレーニング後、15〜60分以内にとるのがよい」といわれています。この時間が、筋肉の合成が高まる「ゴールデンタイム」なのです。

実は、このゴールデンタイムはもう少し長いことが最新の研究でわかっています。運動の直後でなくても、2時間以内であれば効果があるのです。

また、普段からあまり運動をしていない人の場合は、この2時間以内にタンパク質をとることよりも、運動後の24時間以内にタンパク質を「どれだけとるか」の方が重要なのです。摂取量の目安は、体重1キロあたり1・6グラムです。私の場合は、体重が60キロですので、約100グラムのタンパク質をとることになります。

筋力トレーニング後にとるべきタンパク質の量については、2018年に世界4大医学雑誌の1つへ掲載された、複数の研究の分析結果があります。それによると、タンパク質を、1日に1・62グラム（体重1キロあたり）までとると、除脂肪体重（筋肉量を反映したもの）が増えたのです。しかし、それ以上とっても、筋肉量は増えませんでした。

タンパク質は体を作る働きの他にも、次のような作用があります。

❶脂肪を燃焼する作用
❷食欲を抑える作用
❸筋肉の減少を抑える作用

食事をすると体温が上がります。食べていると、体が温まるのを感じると思いますが、実は、**食べると一番体温を上昇させる栄養素がタンパク質**なのです。体温が上がるということは、熱をたくさん作り出しているということです。つまり、基礎代謝が上がっている状態（①脂肪を燃焼する作用）なのです。

タンパク質を多くとると、食欲を増進するホルモンである「グレリン」が作り出されるのを抑制します。さらに、小腸から分泌される食欲を減衰させるホルモンの「ＧＬＰ－

1」や「ペプチドＹＹ」「コレシストキニン」を増やします。これが、タンパク質の②食欲を抑える作用です。

また、タンパク質には③筋肉の減少を抑える作用もあるので、運動をしていなくても運動しているときと同じように体重あたり１・６グラムのタンパク質摂取を心がけた方がいいです。

１日の食事を考えると、主に、夕食にタンパク質を摂っている方が多いかもしれませんが、**一食で一気に必要なタンパク質をとるのではなく、朝、昼、晩の３食の合計で摂るようにすることが理想**です。

アメリカで２０１０年に発表された論文によると、１食につき30グラムのタンパク質を摂ると体内で筋タンパク質合成が図られ、それ以下では筋合成がされないという結果が示されていました。毎食、最低30グラムのタンパク質を摂れば、食べるだけでその都度筋合成されるので、筋肉の減少が抑えられるのです。と言われても、私も結構難しいのですが、朝食、昼食から積極的にタンパク質を摂取して、一食あたり30グラム以上を目指しましょう。

ちなみに、標準的な日本食では1食あたり、20グラムのタンパク質しか摂取できません。病院で出る食事もそうです。それでは足りないので、魚や肉を多くするか、簡単な方法としては、プロテインをサプリメントとして追加する方法があります。ただし、製品によっては、第3章で詳しく触れる「トランス脂肪酸」を多く含むといわれる植物油脂が原料に含まれています。そういった製品は避けてください。

また、第4章で紹介する0カーボ（糖質0）ダイエットを行う場合は、牛乳ではなく、水でプロテインを溶かして飲んでください。

Q タンパク質はいつとるべき？

A 運動後、2時間以内

ポテチは「血流」に悪い？

「ポテトチップスが体によい」と考えている人はあまりいないでしょう。

しかし、ポテトチップスのある意外な一面が明らかになったのです。

2016年に発表された、アメリカの医療従事者を対象とした研究では、ポテトを「焼く」「煮る」「マッシュポテト」「フライドポテト」「ポテトチップス」に分けて、高血圧の発症との関連を調べています。

その結果、ポテトチップス以外はすべて、週4回以上食べる人は、月に1回以下の人と比べて、高血圧を発症するリスクが上がりました。

しかし、なぜかポテトチップスだけは、リスクを上げなかったのです。

これは、ポテトチップス派の大勝利といってよいのではないでしょうか⁉

しかし、安心はできません。2011年に発表された、同じくアメリカの医療従事者を対象にした研究によると、長期の体重増加につながる生活習慣の第1位は、ポテトチップスでした。体重増加や肥満による糖尿病は、血流力を下げる大きな原因となりますので、やはり食べすぎはよくないようです。

では、なぜポテトチップスだけが、高血圧を発症するリスクを上げなかったのでしょうか？　私は、「油」にポイントがあると考えています。

アメリカでは、コレステロールを上げるような、健康上のリスクに関わる油の使用が禁止されています。

日本では、そのあたりの規制がまだゆるいので、ポテトチップスは控えた方がよいかもしれません。油の種類については、第3章で詳しく解説します。

ただ、ポテト自体は、血圧を下げる働きをするカリウムが豊富なため、高血圧などに効果があるのではないかと期待され、アメリカでは多くの州で、政府スポンサーのフードプラグラムに組み込まれたようです。

しかし、実際は高血圧との関連が指摘され、重大な問題となっています。

原因としては、ポテトの高いＧＬ値が指摘されています。**ＧＬ値とは、ＧＩ値に炭水化物の重さをかけた値です。「血糖値をどれくらい上昇させるか」を示す指標**として使われます。

以前は、指標として、GI値がよく使われていました。55以下が低い、56〜69が中等度、70以上が高いとしています。

GI値は炭水化物を50グラムとったときの血糖値の上がり具合を示します。

そのため、炭水化物が少ない食品では、あまり参考にならないという問題がありました。例えばトマトの場合、1・2キログラムほど（炭水化物50グラムを含む量として）食べたときの値ということになり、現実的ではありません。

そこで、炭水化物の標準的な摂取量に、GI値を組み合わせて生まれたのが、GL値です。10以下が低い、11〜19が中等度、20以上が高いとしています。

ポテトは、このGL値が高く、食後に血糖値が大きく上昇するといわれているのです。

この血糖値の上昇率が、血管内皮細胞の機能の低下など、さまざまな症状を引き起こし、高血圧に関連していると考えられます。また、GI値やGL値が高い食品は、糖質を多く含むため、食べすぎると太りやすくなるでしょう。

高GL、高GIの食品の他に、たくさん食べると体重が増える食品、食べる量を増やすと体重が減る食品には、次のようなものがあります。

〈体重を増やす食品〉

- ポテト、フライドポテト
- 加工肉（ベーコン、ハム、ソーセージ、ウインナーなど）
- 加工されていない肉
- 加糖飲料、フルーツジュース（果汁100％も含む）
- 白い炭水化物（白米やうどん、普通のパン）

〈体重を減らす食品〉

- 野菜
- ナッツ類
- 全粒穀物（玄米、コーン、全粒パン）
- ヨーグルト
- 果物

食べ方にも工夫が必要です。例えば、白いご飯は高GI、高GL食品ですが、納豆や卵をかけると、GI値が低下します。また、油で炒めると糖の吸収が穏やかになります。つまり、白米よりも炒飯の方がよいのです。食パンよりもクロワッサンがよいのも同じ理屈です。第4章で詳しくお伝えしますが、食べる順番も大切です

低GI、低GLの食品は、食後の血糖値の上がり下がりをゆるやかにすることができます。普段食べているものを、なるべくGI値やGL値の低い食品、太りにくい食品に置き換えるようにしてみてください。

Q ポテチは「血流」に悪い？

A 血圧は上がらないけど、体重は増える

「ゴースト血管」ってどんなもの？

数年前に「ゴースト血管」が話題になりました。毛細血管に血液が流れなくなり、いずれ消えてしまうというものです。

毛細血管は周辺の細胞に酸素や栄養を届けています。そのため、**血流が悪くなると、酸素や栄養を絶たれて細胞が死んでしまい、健康や美容に大きな問題を引き起こす**ことが明らかになってきました。毛細血管は「血管内皮細胞」と「基底膜（と外側にある壁細胞）」のみでできています。そこで、主な構成要素である血管内皮細胞の機能を良好に保つことが、毛細血管をイキイキとした状態に保つために大切になってきます。

ちなみに、耳たぶは脂肪が豊富で大きな血管が少ないため、ほとんど毛細血管によって栄養を供給されています。そのため、血流が減ると脂肪組織が萎縮して耳たぶにシワが出てきます。実は、**この耳たぶのシワが、冠動脈疾患のサイン**とされているのです。

1973年にこの説が初めて発表されて以降、さまざまな研究がされ、年齢、コレステロール、血圧、喫煙の有無に関わらず、冠動脈疾患のサインであると認められました。一方、単なる加齢現象ではないかともいわれていました。

ただ、病気を検査・治療する私たち医療者にとって、この研究結果の数値はあまり無視できないものなのです。また、最新の研究では、耳たぶにシワのない人、片方のみ耳たぶのシワがある人、両方の耳たぶにシワがある人を調べたところ、どちらも血管内皮細胞の機能が低下していました。

心血管疾患の危険因子（高血圧や高コレステロール血症、糖尿病、喫煙など）で調整すると、両方の耳たぶにシワがある人のみ、血管内皮細胞機能の低下と関連がありました。

もし、両方の耳たぶにシワを見つけたら、一度、心臓の血管の状態を調べた方がよいかもしれません。

Q 「ゴースト血管」ってどんなもの?

A 血管内皮細胞の老化によるもの

マッサージやツボ押しは意味がない？

みなさんの中には、肩こりや疲れを感じたときにマッサージを受けに行く人もいるでしょう。「血行促進」などの効果をうたっていますが、本当に血の巡りがよくなるのでしょうか。実は、**マッサージするだけでも、かなり血流がよくなる可能性が高い**のです。しかも、マッサージした部分だけでなく、他の部分でも血流が改善されるようです。マッサージと血管内皮細胞の機能との関係について調べたイリノイ大学の研究を紹介します。

健康なデスクワークの若者を、①筋トレ＋マッサージ、②筋力トレーニングのみ、③マッサージのみのグループに分けて、トレーニングやマッサージを行う前、90分後、24時間後、48時間後、72時間後に上肢《じょうし》（腕や手）で血管内皮細胞の機能を測りました。

その結果、①と③のグループで、90分後に機能が改善しました。一方、②のグループでは、24時間後と48時間後に機能の低下が認められましたが、その後回復しました。

ちなみに、筋トレのメニューは、「レッグプレス（仰向けの状態で専用のマシンを足の力で押し上げる運動）」でした。最大負荷の70〜80％の重量で、10回を6〜8セット行いました。それから、スウェーデン式マッサージ（オイルマッサージの一種）が、足に30分間施されました。

筋トレなどによって筋繊維が傷つくと、筋肉痛が起きたり、筋肉が腫れたり、大きく動かせなくなったりします。傷ついた組織を治そうとして炎症反応（充血・腫れ・発熱・痛み）が起きるのです。それが全身に広がると、血管内皮細胞の機能が全体的に低下してしまいます。つまり、**筋力トレーニングは、全身の血管内皮細胞の機能を一時的に低下させますが、マッサージによって復活させることができる**のです。

血管内皮細胞は全身の血流を管理しているため、部分的なマッサージでも血流がよくなるようですね。

Q マッサージやツボ押しは意味がない？

A 部分だけでなく、全身の血流がよくなる！

運動は毎日やらないと効果がない？

運動は、「血圧」「コレステロール値」「中性脂肪値」「血糖値」を下げ、「内臓脂肪」も減少させる最高の生活習慣です。やっていない人は今すぐ運動を始めましょう。

とはいえ、体を動かすのって、しんどいですよね。ただでさえ、現代人は仕事で忙しくて疲れているはずですし、時間もないでしょう。

さらに、40代以降になると、なかなか痩せません。会社の付き合いでついついお酒が進んで、逆に太ってしまうこともありますね。

私も最近は執筆があって忙しく、本業で動く以外はほとんど運動していませんでした。すると、もともと痩せていたのに、腹囲は85センチ、LDL（悪玉）コレステロールは140を超え、体脂肪率も17％になってしまったのです。「こんな状態では体や健康について書けないな」と思っていました。

そこで、本書の習慣を実践したところ、約1カ月で体重マイナス3キロ、体脂肪率は12

%、腹囲は78センチに改善しました。

内臓脂肪は落ちやすいため、運動すれば、誰でも体脂肪率や腹囲を減らすことができます。食事制限のみでは、脂肪よりも筋肉が減ってしまいます。すると、基礎代謝が低下して、相対的に体脂肪率が増えてしまうのです。必ず運動とセットにしましょう。

毎日走ったり、ジムに通ったりする必要はありません。ダイエットのためなら、週2～3回でよいようです。血圧の改善が目的なら、週に1回でもよいのです。ただし、1回で少なくとも60分以上行う必要があります。

少し古い研究ですが、軽度の高血圧患者を運動しないグループ、1週間に30～60分運動するグループ、61～90分運動するグループ、91～120分運動するグループ、120分以上運動するグループに分けて血圧を測ったデータがあります。

8週間のトレーニング（ランニングや自転車、水泳などの有酸素運動と腹筋運動やストレッチなど）の後、運動をするグループはすべて血圧が低下しました。

ただ、61～90分の運動とそれより長い時間の運動で、血圧の下がり具合に差はありませんでした。**頻度ではなく、1週間の運動の合計時間が重要**のようです。

では、どんな運動がよいのでしょうか。さまざまな研究によると、定期的な有酸素運動は、高血圧患者の血圧の数値を5～7くらい下げる効果があるようです。

筋力トレーニングも種類によっては、有酸素運動と同じか、それ以上に血圧を下げる効果があるという研究もあります。

ただ、有酸素運動にはデメリットがあります。体が筋肉を分解しようとするのです。ただ、強度を上げると、筋力トレーニングと同じような効果があり、血圧もより下がるようです。そもそも、日本人の食事は、タンパク質が慢性的に不足しています。それらを補うことで、より軽い有酸素運動でも筋肉がつくかもしれません。

筋力トレーニングのデメリットは、スタミナが上がらないことです。つまり、燃費の悪い、疲れやすい体になる可能性があります。実は、筋力トレーニングでも、体は筋肉を分解しようとするのですが、トレーニング前後にタンパク質をとるとよいようです。

筋肉は、絶えず分解と生成を行っています。2つのバランスで筋肉量が増えるか減るかが決まるのです。

人間の体は複雑なので、「絶対にこれがいい」とは一概にいえません。

ただ、個人的には、みなさんにおすすめしたい運動法があります。それは、**「ＨＩＩＴ（高強度インターバルトレーニング）」**です。**比較的高強度の運動と、低強度の運動（もしくは休憩）を短時間で繰り返すトレーニング方法**です。

例えば、スクワットを高速かつ全力で短時間（20〜30秒）行い、短時間の休憩（10〜30秒）を挟んで、再び同じようにスクワットなどをするということを数セット行います。

ＨＩＩＴは短時間で、有酸素運動と筋力トレーニングの両方の効果が得られます。さらに、中強度の持続的な有酸素運動よりも、体脂肪を減らすことができるのです。『世界一効率がいい最高の運動』（かんき出版）の著者で、ＨＩＩＴに大変詳しい、東海大学教授の川田浩志先生によると、全力の7〜8割の強度でも十分とのことでした。

足腰が痛んで激しい運動ができない人には、「Isometric Resistance Training（等尺性収縮運動）」がおすすめです。**「力を込めて動かない」**運動です。

代表的なものは「アイソメトリックハンドグリップトレーニング」です。

テニスボールなどの小さなボールを片手に持って、最大筋力の3分の1くらいの力で2分間握り、反対の手でも行います。これを数回繰り返すのです。握ったり離したりするのではなく、2分間握りっぱなしです。ハンドグリップを使ってもよいでしょう。単純な動きですが、この運動を週に2〜3回行うだけで10くらい血圧が下がるというデータがあるのです。

運動は、あなたを裏切りません。ぜひ本書で紹介する食事と一緒に実践してください。ただし、かなり血圧が高い人（上が180、下が110を超える）がむやみに運動するのは危険ですので、必ず医師の相談のもとに行いましょう。

Q 運動は毎日やらないと効果がない？

A 目的によっては週に1回でもOK

メタボと診断されていないから安心？

40〜74歳の人では、男性の2人に1人、女性の5人に1人が、メタボリックシンドローム、もしくはその予備軍といわれていて、該当者は約５００２万人、予備軍は約３７１０万人にものぼるそうです（厚生労働省の令和４年国民健康・栄養調査）。

おさらいですが、現行のメタボリックシンドロームの基準では、腹囲が男性で85センチ以上、女性で90センチ以上であることが、第一条件となっています。

じつは、この基準には落とし穴があります。あなたも「隠れメタボ」かもしれないのです。

まず、腹囲が必須項目になっているため、腹囲の数値が条件以下であれば、血圧やコレステロール、血糖値などの項目にあてはまっていても、メタボリックシンドロームと診断されません。

さらに、この腹囲はCTで見たときに、内臓脂肪の面積が100平方センチメートルになるように設定されたものです。つまり、**見た目と、実際の内臓脂肪の量が異なる場合があるのです。**

実際に、CTで測った100平方センチメートルと腹囲の関係を調べてみました。すると、2005年にメタボリックシンドロームの診断基準が決まったときのデータでも、数値のばらつきがあります。つまり、男性で腹囲が85センチの場合、内臓脂肪面積が100平方センチメートル以上の人も、それ以下の人もいるのです。

その後、2014年に発表されたデータについて調べた研究では、女性は腹囲が増えると、内臓脂肪も増えましたが、男性では2つの数値は一致しませんでした。

また、年齢別に調べてみると、内臓脂肪面積が100平方センチメートルとなるのは、40歳ごろまでは男性85センチ、女性90センチです。ところが、年齢が上がると、この腹囲の値は下がっていきます。男性は60歳以降になると82センチ、女性は70歳以降になると85センチです。

これは、男性の場合、年齢とともに内臓脂肪が増えて、皮下脂肪が減っていくからです。しかし、女性の場合は、内臓脂肪は増えていきますが、皮下脂肪はあまり変化しません。

メタボリックシンドロームの人は、腹筋の厚みが少ないこともあり、加齢にともなう腹筋や体幹の筋肉の減少も関係していると考えられます。

つまり、男性の場合、40代以降は80～85センチ、女性は80～90センチでも、内臓脂肪面積が100平方センチメートルを超えている可能性があるので、注意が必要ということです。

ただ、内臓脂肪は皮下脂肪よりも落としやすいのです。運動が一番効果的なので、本書の食事法と合わせて実践してください。

Q メタボと診断されていないから安心？

A 「隠れメタボ」の可能性あり

新型（加熱式・電子）たばこは低リスク？

加熱式たばこ「iQOS」について、企業は「たばこの葉を燃やさずに加熱するだけなので、有害物質が少ない」と主張しています。

健康リスクも低いとしていますが、本当でしょうか？

ちなみに、ご存じかと思いますが、**紙のたばこは、がん（とくに肺がん）や糖尿病、さらには歯周病や白内障、そして脳卒中や心筋梗塞などの心血管疾患と、さまざまな病気のリスクを高めます。**

受動喫煙だけでも、心筋梗塞や脳卒中、肺がん、さらには乳幼児突然死症候群などのリスクになるのです。

子どもの中耳疾患、肺や気管支などの疾患、成人後の脳卒中、冠動脈疾患、低出生体重児などにも関連しています。

2018年、カリフォルニア州立大学の研究者の報告によると、アメリカ人を対象にした、iQOSと従来のたばこの研究では、想定される健康被害についての検査項目のうち、ほとんどは統計学的に有意な差がありませんでした。

日本人を対象にした場合でも、ほとんどの項目について、統計学的な有意差が認められなかったのです。

iQOSは従来のたばこより有害物質は少ないが、健康への悪影響を減らすとはいい難いということです。

脳卒中や心筋梗塞などの心血管疾患への影響についてはどうでしょうか？　調べてみると、こちらも検証実験がありました。

2017年にアメリカで行われた実験によると、ラットにiQOSのエアロゾル（蒸気）か、従来のたばこの煙（マールボロ）を吸わせて測定したところ、どちらも同様に血管内皮細胞の機能が低下したのです。

「iQOSだから心血管疾患にはならない」というのは間違いでしょう。

また、アメリカでは2019年時点で電子たばこなどに関連していると考えられる、原因不明の肺疾患による死亡例が累計で26件、症例は1299件に達したと報告されています。

マサチューセッツ州、ミシガン州、カリフォルニア州など複数の州でフレーバー付電子たばこの販売が禁止されました。背景には、喫煙の若年化や、新型たばこから紙たばこの喫煙につながる、というデータなどがあるようです。

これらの**新型たばこには未知の物質が多く検出されている**ことを忘れてはいけません。その中には、確実に有害物質も含まれているでしょう。

私自身は、iQOSは異物が少なく、肺の病気にはあまり悪い影響はないだろうと推測しています。ただ、ニュースを見ていると、まだまだエビデンスは足りておらず、検証する必要があるように思います。

Q 新型たばこは低リスク?

A データが少ないので、安全とはいえない

第3章

血管と血液がキレイな人はこれを食べている

「野菜」OR「果物」

食物繊維は40歳以上で、1日18～21グラムをとるようにすすめられています。

しかし、実際は、40歳以上の日本人で、食物繊維の1日の平均摂取量は13～17グラムです。若い世代ほど低くなる傾向があります。

日本人の1日の野菜の平均摂取量は２５６グラムです（令和5年厚生労働省の国民健康・栄養調査）。これは、厚生労働省や日本栄養士会が推奨する1日３５０グラム以上には全く及びません。

さらに、野菜に含まれる食物繊維は１００グラムあたり1～7グラムと、種類によってかなり幅があります。

例えばレタスには、なんと１００グラム中に食物繊維は1グラムしか含まれていません。

そのため、食物繊維が多いことをアピールしたい食品には、よく「レタス○個分」などと記載されています。しかし、残念ながら、レタスとキュウリはほとんど水分です。

もちろん、食物繊維は野菜以外にも含まれています。欧米の心血管疾患に関するデータの多くは、野菜と果物を合わせた量で考えているのです。

野菜が苦手な人は、果物や全粒穀物（玄米、全粒パン、トウモロコシ、塩味のポップコーン）などで食物繊維やビタミン、ミネラルを補給するとよいかもしれません。

野菜を多くとるためには、やっぱり鍋がよいでしょう。魚や豆腐、肉などもたくさん食べることができるので、少食な人にもおすすめです。

野菜には血流力を上げる成分がたくさん含まれています。カリウムやマグネシウム、硝酸塩などの成分による効果と考えられています。

ある有名な国際研究では、**１日に１０００キロカロリーとるうち生野菜を67・９グラムとる毎に**、血圧の上の数値が1・9下がりました。調理済み野菜では有意な効果は認められなかったものの、１０００キロカロリーあたり92・3グラムとる毎に、血圧の上の数値が1・3下がる傾向にありました。特に効果があったのは、トマト、ニンジン、エシャロットやセロリ、サヤエンドウです。

他に**おすすめしたいのは、「アブラナ科の野菜」**です。アブラナ科野菜の代表的なものは、キャベツ、ダイコン、コマツナ、ハクサイ、ブロッコリー、チンゲンサイなどです。**アブラナ科の野菜を多く食べることで、日本人の男女ともに、全死亡リスクが減少しました**。特に男性では、がんによる死亡、女性では冠動脈疾患や脳血管疾患による死亡も減少したようです。

野菜に含まれる硝酸塩には、血圧を下げる効果があります。これは、ビートルート、ホウレンソウ、サラダナ、シュンギク、チンゲンサイなどに多く含まれています。硝酸塩は体内で一酸化窒素に変換されて、血管を広げたり血液を固めたりする作用などに影響を与えます。

1日250ミリリットルのビートルートジュースを4週間飲み続けてもらう研究では、プラセボ（硝酸塩を除いたビートルートジュース）に比べ、血圧の上の数値が8、下の数値が2〜5下がりました。さらに、血管内皮細胞の機能や血管の硬さも改善しました。ただ、基本的に「野菜ジュースや果物ジュースは不健康」といわれています。

食物繊維は、野菜や果物、芋類、海藻類、キノコ類、豆類に多い「水溶性」と、豆類、穀類、ココアパウダー、一部の野菜などに多い「不溶性」があり、どちらも心筋梗塞などの冠動脈疾患のリスクを下げる作用があります。どちらかというと、**不溶性食物繊維の方**

が作用は強いようです。

野菜ジュースには、この不溶性食物繊維がほとんど含まれていないので、野菜そのものやスムージーなどの方がおすすめです。

果物の平均的な摂取量は1日90〜100グラムくらいです（令和5年厚生労働省の国民健康・栄養調査）。中性脂肪が高い人を除いて、摂取量の目安は1日100〜200グラムです。高齢の方や女性が多くとっている傾向にありますが、59歳以下の半数以上は、1日100グラム未満しか食べていません。

果物に血圧を下げる効果はないようですが、糖尿病発症のリスクを下げることがわかっています。

ただ、果物の種類によって効果は違います。**ブルーベリー、ブドウや干しブドウ、プルーン、リンゴ、ナシ、バナナ、グレープフルーツは週3回くらい食べることで、糖尿病の発症を抑制する効果があります**。しかし、モモやプラム、アプリコット、オレンジ、イチゴには同様の効果はなく、（カンタロープ）メロンはむしろリスクを上げます。

原因の1つとして考えられるのは、食物繊維の量です。実は、メロンの食物繊維量は、

100グラムに含まれる「食物繊維」の量(グラム)

野菜類	不溶性	水溶性	総量
キャベツ(結球葉、生)	0.5	1.5	2
小松菜(葉、ゆで)	0.6	1.8	2.4
白菜(結球葉、ゆで)	0.4	1	1.4
ブロッコリー(花序、ゆで)	1.0	3.3	4.3
チンゲン菜(葉、油いため)	0.4	1	1.4
ホウレン草(葉、通年平均、油いため)	0.8	3.8	4.6
サラダ菜(葉、生)	0.2	1.6	1.8
レタス(水耕栽培、結球葉、生)	0.1	1	1.1
トマト(果実、生)	0.3	0.7	1
だいこん(根、皮むき、ゆで)	0.5	0.8	1.3
たまねぎ(りん茎、油いため)	1.7	0.9	2.7
にんじん(根、皮むき、油いため)	1	2.1	3.1
セロリ(葉柄、生)	0.3	1.2	1.5
サヤエンドウ(若ざや、生)	0.3	2.7	3
ビーツ(根、ゆで)	0.8	2.1	2.9
藻	**不溶性**	**水溶性**	**総量**
こんぶ(ながこんぶ、素干し)	—	—	36.8
ひじき(ほしひじき、ステンレス釜、乾)	—	—	51.8
もずく(塩蔵、塩抜き)	—	—	1.4
乾燥わかめ(素干し)	—	—	29
きのこ	**不溶性**	**水溶性**	**総量**
えのき(油いため)	0.4	4.2	4.6
乾燥しいたけ(ゆで)	0.5	6.2	6.7
まいたけ(油いため)	0.3	4.4	4.7
なめこ(ゆで)	1.1	1.7	2.8
ぶなしめじ(ゆで)	0.1	4	4.1
エリンギ(焼き)	0.2	5.2	5.4
きくらげ(ゆで)	0	5.2	5.2
果物	**不溶性**	**水溶性**	**総量**
ブルーベリー(生)	0.5	2.8	3.3
ぶどう(生)	0.2	0.6	0.9
プルーン(乾)	3.4	3.8	7.2
りんご(皮むき、生)	0.4	1	1.4
日本なし(生)	0.2	0.7	0.9
バナナ(生)	0.1	1	1.1
グレープフルーツ(白肉種、砂じょう、生)	0.2	0.4	0.6
もも(生)	0.6	0.7	1.3
プラム(生)	0.4	1.2	1.6
あんず(乾)	4.3	5.5	9.8
バレンシアオレンジ(米国産、砂じょう、生)	0.3	0.5	0.8
いちご(生)	0.5	0.9	1.4
メロン(温室メロン、生)	0.2	0.3	0.5
種実	**不溶性**	**水溶性**	**総量**
クルミ(いり)	0.6	6.9	7.5
らっかせい(いり、小粒種)	0.3	6.9	7.2
アーモンド(乾)	0.8	9.3	10.1
ピスタチオ(いり、味付け)	0.9	8.3	9.2
カシューナッツ(フライ、味付け)	0.8	5.9	6.7
マカダミア(いり、味付け)	—	6.2	6.2
菓子	**不溶性**	**水溶性**	**総量**
ミルクチョコレート	1	2.9	3.9
飲料	**不溶性**	**水溶性**	**総量**
ピュアココア	5.6	18.3	23.9

日本食品標準成分表(八訂)増補2023年より改変

※(—)は未測定、もしくは微量

100グラム中に0・5グラム（以下同じく100グラム中の量）で、果物ジュース並みなのです。一方で、ブルーベリーは生でも3・3グラム、乾燥したものでは17・6グラムもの食物繊維を含んでいます。

果物ジュースには食物繊維がたったの0・3グラムか、ほぼ含まれていません。むしろ、炭酸加糖飲料（コーラなど）と同じくらい（約11～12グラム）大量の糖分が含まれていて、糖尿病のリスクを上げます。フルーツジュースを飲むよりも本物のフルーツを食べましょう。

野菜も果物も食物繊維が多いものを選ぶとよいようです。もちろん、野菜の方を多くとりましょう。

「精製穀物」OR「全粒穀物」

全粒穀物は、「外皮」「胚乳」「胚芽」のすべてを含む穀物です。食物繊維やビタミン(特にビタミンB群)、ミネラル(鉄分や亜鉛、マグネシウム)、抗酸化物質が豊富です。玄米、全粒パン、全粒小麦パスタなどがあります。ちなみにトウモロコシもイネ科の植物で全粒穀物です。ポップコーンもそうです。

毎日、2〜3食の中で取り入れると、次のような作用があります。

- 糖尿病の発症の予防、死亡率の低下
- 冠動脈疾患や脳卒中などの心血管疾患の予防、死亡率の低下
- 大腸がん、すい臓がん、胃がんの予防、すべてのがんの死亡率の低下
- 全死亡率の低下
- 呼吸器疾患や感染症による死亡率の低下

さらに、**体重、腹囲、体脂肪を減少させる効果が期待されます。**

精製穀物（白米や精白された小麦など）は、外皮と胚芽が取り除かれています。そのため、白米は食べれば食べるほど、糖尿病のリスクが上がってしまいます。

ある日本の研究では、メタボリックシンドロームの患者を含む男性ボランティアに玄米を食べさせたところ、血糖値の上昇を抑えて、血糖値を下げるホルモンであるインスリンの値を下げる効果が白米よりもありました。

さらに、白米を食べた60分後は血管内皮細胞の機能が減少しましたが、玄米では変化しませんでした。

また、メタボリックシンドロームの患者に玄米を8週間食べさせると、インスリンの分泌量、トータルコレステロールとＬＤＬ（悪玉）コレステロールの改善に作用しました。

しかし、白米に戻すと効果はなくなりました。

ただ、白米中心の食生活に慣れていると、玄米の硬めの食感や甘みを感じにくいところが、気になってしまうかもしれません。圧力釜で炊くと、食感が柔らかくなり、食べやすくなるようです。

少しパサパサしているかもしれませんが、納豆やごま塩をかけるとよいですね。ちなみに、ごま油でも、血管内皮細胞の機能が改善するようです。

また、糖尿病患者さんのデータで、**普通の玄米よりも、もち米玄米の方が白米に近い美味しさがあり、かつ血糖値も下げたという研究があります**。

もち米玄米は炊飯器と圧力鍋のどちらで炊いても、もっちりとした食感になります。いつもの食事に少しずつでも、取り入れてみてください。

血流力アップには、積極的に全粒穀物をとるようにしましょう。

「脂身の多い魚」OR「脂身の少ない魚」

少し前は、「日本人は魚をよく食べる」といわれていましたが、最近は変わってきているようです。

水産庁のホームページによると、日本の魚介類の1人当たりの消費量は、2001年の40・2キログラムをピークに減少し、2022年には22・0キログラムとなっています。近年は、そもそも1人当たりのタンパク質の消費量も減少傾向にあり、高齢化やダイエット志向などの影響もあると考えられているようです。

しかし、**魚や魚の脂身には、血流力を高める効果があります。**または、脂身の少ない魚でもよいようです。積極的に食べましょう。

毎日食べてほしい魚の量は、200グラム弱です。魚の種類にもよりますが、大きな切り身2つ分くらいでしょう。100グラム中に約20グラムのタンパク質が含まれています。

これは、牛ヒレなどのお肉に匹敵するような量と質です。
魚には、具体的に次の効果が指摘されています。

- 全死亡と心血管疾患による死亡（心筋梗塞、脳卒中など）の減少
- 血圧の低下
- 中性脂肪を減らし、ＨＤＬ（善玉）コレステロールを上げる
- メタボリックシンドロームの改善

ケンブリッジ大学が発行する医学誌に、２０１８年に発表された研究の分析によると、アジア人と西洋人で多少違いがありますが、魚を多くとると、すべての死亡率と心血管疾患による死亡率が減ったそうです。

この研究では、特に魚の種類を限定していませんが、血流力を高めるために、毎日食べて欲しいのは「**サケの切り身**」です。サケには、現代人、特に女性と子ども、高齢の方に不足しがちなビタミンＤが豊富に含まれています。

クジラ、マグロ、キンメダイなどには水銀が比較的多く含まれており、妊婦さんや乳幼児がたくさん食べるのはおすすめできません。

ただ、サケを食べるときは、塩分に注意してください。甘塩の塩分濃度が3％未満、辛口が6％以上ですので、だんぜん甘塩がおすすめです。一切れあたり約2グラムの塩分ですので、他の料理で塩分を調整しましょう。

刺身やお寿司が美味しいハマチやブリもビタミンDが豊富ですが、サケには敵わないようです。缶詰で一大ブームとなっていたサバですらサケにはおよびません。

もう1つのおすすめが「タラ」です。脂身は少ないのですが、高タンパク質で食味もよく、タラのタンパク質をとることで筋肉が増える可能性もあるため、最高のタンパク質源だと私は考えます。

血圧については、週に5回ほど魚をとる人は、0回の人に比べて数値が10くらい下がるという効果があります。ただ、それ以上食べてもさらに下がることはないようです。

魚の効果を検証した研究を解析したところ、LDL（悪玉）コレステロールは減らなかったものの、中性脂肪が約10㎎／dL（以降単位省略）減って、HDL（善玉）コレステロールが約2上昇するという効果がありました。

ところで、脂身の多い魚（サケ、サンマ、マグロ、イワシ、サバ）と、脂身の少ない魚（タラ、タイ、フグなど）では、どのような違いがあるのでしょうか？

2017年に発表された、ノルウェーの研究では、脂身の少ない魚を食べているグループで、男性の腹囲が減りました。

しかし、脂身の多い魚を食べているグループでは、男女とも腹囲が増えてしまいました。**内臓脂肪を減らしたいなら、脂身の少ないタラやタイなどの魚の方がよいかも**しれません。

また、2018年に発表された、脳卒中のリスクを比べた研究では、脂身の少ない魚を食べている方が、よりリスクを減らすことができたそうです。

他にも、EPAやDHAなどの魚の油をとった場合の研究を解析したところ、魚の油のサプリメントをとったグループで、有意な差はなしに、腹囲が減少する傾向があるようでした。ヒップとの対比（体のくびれ）で見ても、減っていました。

生活習慣改善プログラムを追加すると、プラセボ（有効成分が入っていない薬）よりも効果があるようです。

魚の油は1日に約2グラムがよいようですが、先ほど述べたように、油だけでなく魚そのものをとるように意識してください。

また、魚は時期や部位によっても脂の乗りが違います。特定の魚に限定せず、さまざまな種類の魚を食べるのがよいと思います。

ダイエット中は脂身の少ない魚を選びつつ、基本は脂身の多い魚も食べるようにしましょう。

「サラダ油」OR「オリーブオイル」「ココナッツオイル」

脂質は、「炭水化物」「タンパク質」とともに、栄養の三大要素の1つです。**脂質の本体は「脂肪酸」と呼ばれるもの**です。脂肪酸は、炭素、水素、酸素からできている有機化合物です。

脂肪酸には、さまざまな種類があります。

ここでは、EPAやDHAなどの**「ω-3（もしくはn-3）多《た》価《か》不《ふ》飽《ほう》和《わ》脂《し》肪《ぼう》酸《さん》」**、オリーブオイルに多く含まれる「**一《いっ》価《か》不《ふ》飽《ほう》和《わ》脂《し》肪《ぼう》酸《さん》**」、ココナッツオイルに含まれる「**中鎖脂肪酸**」、赤身肉の脂身に多く含まれている「**長《ちょう》鎖《さ》飽《ほう》和《わ》脂《し》肪《ぼう》酸《さん》**」および「**トランス脂肪酸**」について見ていきましょう。

脂質は、主な成分である脂肪酸の「炭素鎖」の長さと結合の仕方によって分けられます。

まず、炭素鎖の長さで3種類に分けることができます。一番短いのが、「短鎖脂肪酸」

です。代表的なものは酢の成分である「酢酸」です。炭素数が8〜12個になると、中鎖脂肪酸になります。14個以上のものは、長鎖飽和脂肪酸です。

炭素鎖の結合の仕方では、大きく2種類に分けられます。炭素同士が二重結合を含まないのが「飽和脂肪酸」で、含むのが、「不飽和脂肪酸」です。

不飽和脂肪酸は、二重結合の数によって、一価不飽和脂肪酸か多価不飽和脂肪酸に分かれます。水素の付き方によって、（通常の）不飽和脂肪酸と「トランス脂肪酸」に分けることもできます。

トランス脂肪酸は、自然由来のものと人工的なものがあります。

不飽和脂肪酸は、比較的安価に多く採取することができる植物油に多いものです。常温では液体のものがほとんどです。

食用油をより多く抽出したり、臭いをとるために高温で処理したり、固形にするために水素添加処理を行うことによって発生するのが、人工的なトランス脂肪酸です。これらの人工的に生じるトランス脂肪は、健康へのさまざまなリスクから、アメリカやヨーロッパでは規制の対象となっています。

脂肪酸の種類

炭素鎖の長さ	炭素数	名前	分布	種類		その他
短鎖	2	酢酸	お酢	飽和脂肪酸		小腸で速やかに吸収・エネルギーになりやすい
	4	酪酸	牛乳、乳酸品			
	6	カプロン酸				
中鎖	8	カプリル酸	ココナッツオイルなど			
	10	カプリン酸				
	12	ラウリン酸				
長鎖	14	ミリスチン酸	動植物に広く分布、牛脂、パーム油など			動脈硬化を引き起こす可能性あり
	16	パルミチン酸				
	18	ステアリン酸				
	18	オレイン酸	オリーブオイル	一価	不飽和脂肪酸	
	18	α-リノレン酸(ALA)	クルミ	多価		
	20	エイコサペンタエン酸(EPA)	魚			
	22	ドコサヘキサエン酸(DHA)				

サラダ油には、このトランス脂肪酸が比較的多く含まれています。

オリーブオイルは、オレイン酸などの一価不飽和脂肪酸が主成分（約73%）で、その他、飽和脂肪酸（約13%）と多価不飽和脂肪酸（約11%）でできています。主成分の一価不飽和脂肪酸は、熱に強く加熱調理に使っても酸化しにくいという特徴があります。

他にも、ビタミンEや、オレオカンタールなどのポリフェノールが含まれていて、抗酸化作用や抗炎症作用が期待できます。オレオカンタールにはイブプロフェン（解熱鎮痛薬の一種）に類似した鎮痛作用もあるようです。

オレイン酸が多いオイルの中でも、オリーブオイルだけが、1日20ミリリットルくらいとると全死亡、脳卒中などの心血管疾患の発症を低下させます。

地中海沿岸は「オリーブ発祥の地」といわれていて、ギリシャ人は、1日約70ミリリットルもとっているようです。この地域には、オリーブオイルをたくさん使った「地中海食」があるからかもしれません。この食事法は、第4章で詳しくお伝えします。

しかし、スーパーマーケットなどに行くと、オリーブオイルはたくさん種類があって迷ってしまいますよね。

そんなときは、「エクストラバージンオリーブオイル」を選んでください。オリーブオイルは、酸度が低いほど新鮮になります、そのため、エクストラバージンオリーブオイルには、酸度が0・8％以下という、厳格な基準があるのです。

国際オリーブ協会（IOC）では、品質別に9種類に分類されていますが、日本では、日本農林規格（JAS）による2種類のみの分類となっています。

そのため、日本で売られているものの中には、酸度を調整した精製オリーブオイルを混合しているものがある可能性が高いのです。1ミリリットル3円以下のような、値段の安いものは偽物かもしれません。

オリーブオイルとともにおすすめしたいのが、ココナッツオイルです。

ココナッツオイルの主成分は飽和脂肪酸（約84％）で、一価不飽和脂肪酸（約7％）、多価不飽和脂肪（約2％）です。オリーブオイルよりも、さらに熱に強いのです。

しかし、飽和脂肪酸を多くとりすぎた場合、LDL（悪玉）コレステロールの上昇と冠動脈疾患のリスクに関わります。牛肉や豚肉などの飽和脂肪酸はとりすぎると、動脈硬化を引き起こしますが、ココナッツオイルは大丈夫なのでしょうか？

実は、ココナッツオイルの飽和脂肪酸は、中鎖脂肪酸やMCTオイルといわれ、牛肉の脂身に含まれている飽和脂肪酸よりも炭素鎖が短く、体内で素早く消化・吸収されて体に蓄積されにくいという特徴があります。

イギリスの研究では、オリーブオイル、ココナッツオイル、バターをそれぞれの食事に50グラム、4週間加えてもらったところ、バターのグループのみLDL（悪玉）コレステロールが増えて、ココナッツオイルのグループのみHDL（善玉）コレステロールが増えたそうです。

さらに、2019年に発表された研究では、1日30ミリリットルのココナッツオイルを、4週間とり続けたところ、血管内皮細胞の機能が改善しました。ただ、心血管疾患に関するエビデンスはまだありません。

しかし、HDL（善玉）コレステロールが増えたり、血管内皮細胞の機能が改善したりする効果を見ると、血流力アップにつながる可能性が高いです。

油は、サラダ油などよりも、オリーブオイルやココナッツオイルをとり入れるようにしましょう。

「天然由来のトランス脂肪酸」OR「人工的なトランス脂肪酸」

健康面において、悪者扱いされがちなトランス脂肪酸ですが、すべてが悪いわけではありません。**先ほど述べたように、自然由来のものと人工的なものがあり、それぞれ健康上の効果が異なるのです。**

自然由来のトランス脂肪酸は、バターや牛脂のような、牛や羊などの反すう動物の脂肪や乳製品に2~9%含まれています。主な成分は、「共役リノール酸」です。体内で他の脂肪酸と同じように利用されるだけでなく、肥満や心血管疾患によい影響があるといわれ、アメリカなどでは規制の対象外となっています。

このあたりが、日本ではあまり知られていないようです。厚生労働省の資料でも、人工的なトランス脂肪酸と天然のトランス脂肪酸は区別されていません。

人工的なトランス脂肪酸は「食べるプラスチック」といわれ、体内で代謝されないだけでなく、炎症や動脈硬化を引き起こします。とる必要がないどころか、とらない方がよいものです。

1日のカロリーのうち2%をトランス脂肪酸からとるごとに、心筋梗塞や致死的な冠動脈疾患になるリスクを、20～30%も上げることがわかっています。

マーガリン、お菓子や揚げ物に含まれているショートニング（マーガリンを濃縮したようなもの）、揚げ物用のサラダ油などにかなりの量が入っています。

- マーガリン0・4～13・5グラム
- ショートニング1・2～31・2グラム
- ビスケット類0・2～7・2グラム
- コーン系スナック菓子0・08～12・7グラム
- クリーム類（コーヒーフレッシュなど）0・01～12・5グラム

一部の市販されているマーガリンは、自主規制でかなりトランス脂肪酸は減りましたが、表示しているメーカーは少数です。平成18年度の日本の食品安全委員会の調査によると、食品100グラムあたりのトランス脂肪酸量にかなり幅があります。

業務用の油の方がトランス脂肪酸を多く含んでいるようですが、スーパーで売っている揚げ物用の油にもかなりリスクが高いものがあります。

例えば日本で一番流通している食用油である菜種油は、ほぼすべてが輸入製品です。カナダが産地のいわゆる「キャノーラ油」です。昔のアメリカの研究ですが、市販されているキャノーラ油と大豆油の成分のうち0・56～4・2%がトランス脂肪酸だったようです。

これは、かなり幅がありますね。日本のメーカーが提示している1%台のものより、ずいぶん高い数値も出ています。

キャノーラ油や大豆油は、抽出するときに化学処理されたり高温に晒されたりすることで、一部の脂肪酸がトランス脂肪酸へと変化するようです。

ちなみに、安いサラダ油のパッケージに「コレステロールゼロ」と書いてあることがありますが、そもそも動物の細胞に含まれているコレステロールが植物油に含まれているはずがありません。

植物油や魚油などへ、部分的に水素を添加することでトランス脂肪酸が生じる、「硬化油」というものもあります。こちらもさまざまな食品（マーガリン、ショートニング、菓子類、菓子パンなど）に含まれています。

例えば、店でコーヒーや紅茶を飲むときに出てくる、小さいカップに入ったミルクは、ほとんどが植物油脂からできています。代わりにココナッツオイルを使用した方がよいでしょう。日本のあるポテトチップスの大手メーカーは、揚げ油にトランス脂肪酸が含まれないパーム油と米油を使用していると公表しています。

パーム油は、飽和脂肪酸の量がやや多いという特徴があります。米油は一価不飽和脂肪酸と多価不飽和脂肪酸が多いのですが、約1％のトランス脂肪酸を含んでいるといわれています。

ちなみに、アメリカでは、多くのポテトチップスは、飽和脂肪酸やトランス脂肪酸の代わりに、一価不飽和脂肪酸や多価不飽和脂肪酸の多い油で揚げられています。トランス脂肪酸は、ＬＤＬ（悪玉）コレステロールを上昇させ、冠動脈疾患などのさまざまな病気のリスクとなるので、アメリカでは全面禁止となっているのです。

これらを踏まえて、油については次のようなことに気をつけましょう。

- 安い植物油を避ける
- 「植物油」「植物油脂」「植物性油脂」「加工油脂」と表示されているものを避ける
- 食品表示に「マーガリン」「ショートニング」が含まれるものを避け、バターにする
- コーヒーミルク（コーヒーフレッシュ）を牛乳やココナッツオイルにする

一部の植物油で行われている昔ながらの絞り方、熱を加えず圧力をかけて絞る「**低温圧搾法**」などの方法で作られている油をとりいれましょう。

食品の成分表示からは、実際にどのくらいトランス脂肪酸が含まれているかわからないので、できるだけ外食や加工食品は控えるのが無難です。

意識して、人工的なトランス脂肪酸を避けるようにしましょう。

「白身肉」OR「赤身肉」OR「加工肉」

先ほど、オイルのところで「牛や豚の脂質はよくない」とお伝えしましたが、実際の生活で、現代人はかなり牛や豚肉を食べてしまっているようです。

近年は、鶏肉の消費量も増加しているようですが、日本人は1人あたり、年間で33・9キログラムの肉を消費しています（農林水産省の令和5年度食糧需給表）。そのうち、牛肉が6・1キログラム、豚肉が13・1キログラム、鶏肉が14・4キログラムだそうです。

血流力アップのためには、次の3種類に注目する必要があります。

1つ目は、「白身肉」です。お肉屋さんのいう白身は脂肪を指しますが、ここでいう白身肉とは鶏肉のことです。2つ目の「赤身肉」は牛肉、豚肉、ラム肉などの哺乳動物の肉で、ミオグロビンという鉄分を含むタンパク質が多いものです。3つ目は、ソーセージ、サラミ、ホットドッグ、ベーコン、ハムなど、保存や味つけのために燻製にしたり塩漬けにしたり食品添加物を加えたりした「加工肉」です。

9つの研究を解析した結果、**最も死亡率を上げてしまうのは、加工肉**でした。毎日2回とっている人は、週2回の人に比べて、さまざまな病気などによる死亡率が1・2倍になります。量については、1日20グラムになると死亡率が急に上がります。さらに増えるほど、緩やかに死亡率が上昇します。

また、**加工の有無に関わらず、赤身肉の消費量が増えると、死亡率は上がります。**

最近の研究では、加工肉や赤身肉をとることで、重大な病気のリスクが上がることがわかってきました。

少なくとも6つの研究を解析した結果、赤身肉を1日100グラムとる場合、加工肉を1日50グラムとる場合で、次のような病気の発症のリスクが増加します。


〈赤身肉〉
- 脳卒中・乳がん11％
- 心血管疾患による死亡15％
- 大腸がん17％

- 進行性前立腺がん19％

〈加工肉〉

- 前立腺がん4％
- がんによる死亡率8％
- 乳がん9％
- 大腸がん18％
- すい臓がん19％
- 脳卒中13％
- 全死亡22％
- 心血管疾患による死亡24％
- 糖尿病32％

しかし、白身肉では、このようなリスクの増大は、一切認められませんでした。

そのため、**鶏肉は毎日食べてもよいと考えられます。**ただ、安いサラダ油にはトランス脂肪酸が含まれているため、唐揚げなどの油を多く使うものは控えましょう。

そもそも、日本人は欧米人と比べて赤身肉の摂取量が圧倒的に少ないため、日本人を対象とした研究では、肉類を多くとっていても死亡率は上がりませんでした。

しかし、**赤身肉や加工肉を、植物由来のタンパク質（大豆など）に置き換えた場合、全体の死亡率、がんによる死亡率、心血管疾患による死亡率が下がるという結果もあります。**

ただ、赤身肉は、悪いことばかりではありません。赤身肉には必須アミノ酸がすべて含まれているのです。さらに、赤血球のヘモグロビン生成に重要な役割のある、ビタミンB12を含む各種ビタミン、鉄分や亜鉛といったミネラルなどの重要な栄養素を含んでいるという利点もあるのです。

我慢ばかりでは疲れてしまいます。たまにはこれらのお肉を食べる「チートデー」を作って、焼き肉やしゃぶしゃぶを楽しみましょう。できるだけ加工肉を避け、白身肉を中心に食べて、赤身肉はときどき楽しむというバランスがよいようです。

「卵を1日1個は食べる」OR「卵を控える」

卵はそのままでも、「焼く」「炒める」「茹でる」など、さまざまな食の楽しみ方があります。また、和洋中など料理のバリエーションを問わず、メインでもおつまみでも幅広く活躍してくれます。

さらに、**必須アミノ酸をすべて含む優秀なタンパク質と、ビタミンCを除くすべてのビタミンが含まれている完全食品**なのです。

ただ、卵は数年前まで「コレステロールが高い人は取らないように」といわれていました。卵黄にはコレステロールが250ミリグラムと、多く含まれているからです。

コレステロールは体重1キロあたり、1日12～13ミリグラム（体重50キログラムの人で600～650ミリグラム）が体内で作られています。

ところが、2015年に厚生労働省が発表した「日本人の食事摂取基準」においては、コレステロールの摂取基準値がなくなりました（最新の2025年版も定められていない）。すると、食事に含まれるコレステロールと、血液中のコレステロール値は関係がないということになり、「卵は1日2個までＯＫ」という話も出てきたのです。

そもそも、食事でとったコレステロールは、すべてが吸収されるわけではないのです。実際は摂取したうちの40〜60％しか吸収されません。これは、体内で合成される量の3分の1〜7分の1に過ぎません。さらに、多く吸収された場合は体内で合成される量が少なくなるようです。

日本や海外の複数の研究でも、卵の摂取量によって心血管疾患などの病気を発症するリスクは上がらないとされました。

しかし、卵を2個以上食べる女性では、がんによる死亡率が上がる傾向があったり、コレステロールの摂取量が1000キロカロリーの食事のうち325ミリグラム以上になると、冠動脈疾患による死亡が増えたりするという結果もあるようです。

実は、2013年に、アメリカ心臓協会が発表した「心血管疾患リスク低減のための生活習慣マネジメントのガイドライン」において、「コレステロールの摂取量を減らして、血中コレステロール値が低下するかどうかを判定する証拠が数字として出せないことから、コレステロールの摂取制限を設けない」との見解が出されました。

そして、2015年には日本もそれに追随して、2010年に設定した「男性750ミリグラム、女性600ミリグラム」の上限を撤廃しました。

ところが、この動きが「食事のコレステロールは全く制限しなくてもよい」という誤解を生んでしまったのです。「コレステロールは高い方が長生きできる」などと、メディアによってかなり盛り上りましたが、今となってはちょっと滑稽に思えます。

というのも、2019年3月にアメリカからとんでもない研究結果が発表されたからです。

健康なアメリカ人男性を、十数年に渡って調査したところ、**食事のコレステロールが300ミリグラム増えるごとに、心血管疾患にかかるリスクが上がり、全体の死亡率も上がった**のです。さらに、卵を1日半個食べるだけで心血管疾患リスクと、全体の死亡率が上がるということもわかりました。

やはり、卵は少し控えた方がよいのかもしれませんね。

「大豆食品」OR「発酵大豆食品」

大豆食品は、米と並んで日本人のソウルフードです。納豆や豆腐などの大豆食品には、次のような効果があるようです。

- 脳梗塞や心筋梗塞などの心血管疾患のリスクを減らす（特に女性）
- 血管内皮細胞の機能を改善する
- ＬＤＬ（悪玉）コレステロールを減らす
- 発酵食品（納豆や味噌など）は高血圧の発症を予防する
- 乳がんや前立腺がんを減らす

大豆タンパク質の理想的な摂取量は、1日25グラム以上です。納豆1パックや豆腐150グラムには、約8グラムのタンパク質が含まれています。

こういうとかなり多いと感じるかもしれませんが、**納豆は毎日食べて欲しい**食材です（第4章でも触れます）。豆腐、枝豆や味噌汁、テンペ（インドネシア発祥の大豆をテンペ菌で発酵させた食品）などからも取り入れましょう。

ただし、日本人の一般的な食習慣では、味噌と醤油から1日約4グラムの塩分をとっています。調味料は、減塩のものをおすすめします。

さらに、2017年に発表された研究では、納豆を多く食べるグループ（毎日1パック）で、脳卒中や心筋梗塞などの死亡率が有意に低下しました。他の大豆食品では効果が出なかったようです。納豆の効果、恐るべしですね。

大豆食品をとることで、男女ともに、血管内皮細胞の機能を改善させる可能性があります。

すでに冠動脈疾患や脳卒中を起こした患者さんを主に調べたところ、イソフラボンや大豆タンパク質を多くとっているほど（1日約5グラム）血管内皮細胞の機能がよいという結果でした。

最新の研究を調べたところ、大豆タンパク質をとると、全くとらない場合と比べて、L

DL（悪玉）コレステロールが5㎎／dLほど減りました。およそ3～4％減少させる効果があったのです。LDL（悪玉）コレステロールについては、魚をたくさんとっても効果がないので、これは驚きです。

ただし、先ほど述べた通り、おすすめする大豆タンパク質の摂取量は1日25グラムくらいなので、毎食食べる必要があります。

また、**納豆は糖質制限食の大きな味方**でもあります。ほとんど利用可能炭水化物が含まれないうえに、タンパク質が豊富だからです。さらに、糖質制限による便秘や腸内環境の悪化を防ぐ可能性もあります。

ただ、納豆のタレには、1グラムくらいの糖質が含まれていると考えられるので、付属の調味料は使わずに、減塩の醤油をかけましょう。

さらに、高血圧の発症を抑制する効果もあります。

2017年に発表された国立がん研究センターの研究で、血圧が正常な日本人のうち、納豆や味噌などを習慣的にとっているグループは、5年間の高血圧の発症が抑えられました。ただ、豆腐には効果がないようです。

しかし、海外で行われた複数の研究を解析したところ、イソフラボンをとると、血圧が高いグループで、上の血圧が約6、下の血圧が約3低下したという研究があります。血圧が正常の場合は、さらに低くなるということはないようです。大豆食品を積極的にとることで、高血圧も改善されるかもしれません。

ただ、**納豆や味噌などの発酵食品の方が、イソフラボンの吸収がよい可能性があります。**実はイソフラボンは大豆の中で糖と結びついているため、吸収が悪いようなのです。腸内で、イソフラボンと糖は細菌によって分解されます。ただ、発酵によってすでに分解されているので、吸収されやすくなるのです。

以前は「イソフラボンは乳がんを発症させたり、予後が悪くなったりするかもしれない」という意見がありました。しかし、実際にそのようなことはなく、むしろ乳がんの患者さんの死亡率を下げ、再発を抑制して予後を改善したのです。

アジア人を観察した研究では、大豆食品を多くとるグループで、乳がん発症のリスクをおよそ30％減らす効果が認められました。しかし、幼少期や思春期にとることが重要で、大人になってから増やしてもあまり効果がないという説もあります。

男性にも朗報です。前立腺がんは、胃がん、大腸がん、肺がんに次いで男性に多いがんです。死亡率は低いものの、できればなりたくないですよね。これも、大豆食品やイソフラボンをとることでリスクが減るようです。この場合は、発酵していないものでもよいようです。

基本的には、発酵大豆食品（特に納豆）をおすすめします。ただ、1日に必要な大豆タンパク質をとれるよう、さまざまな大豆食品を食べるようにしましょう。

「ダークチョコレート」OR「ココア」

ダークチョコレートは、カカオ70〜85％以上のチョコレートのことです。

カカオを多く含むダークチョコレートやココアには、さまざまな効果があります。

まず、**食物繊維は100グラム中に、11グラム以上含まれています**。ゆでたごぼうで、100グラム中に、約6グラムの食物繊維が含まれていますから、その2倍近くの量がとれるわけです。

チョコレートもココアも、カカオ豆の抽出物からできています。カカオ豆は、厳密には豆というよりも、カカオの実の種の部分です。

カカオに含まれる**「カカオフラバノール」は、強力な抗酸化物質として働きます**。

また、血管内皮細胞へ一酸化窒素を作り出すよう促します。血管を広げて血流を促進させることで血圧を下げ、血小板が集まって固まるのを抑制するのです。さらに、抗炎症作用もあります。

食品の抗酸化力を測る実験によると、ココアはブルーベリーやアサイーなどの果物と比べて強い抗酸化力を持ち、フラバノールの量もポリフェノールの量も多いという傾向がありました。

また、22グラムのココアパウダーを含むダークチョコレート、砂糖を含むココア飲料、砂糖を含まないココア飲料とプラセボ（ココアパウダー0グラムの飲み物）を、それぞれとらせて比べたところ、ダークチョコレートとココア飲料は、砂糖の有無に関わらず、血管内皮細胞の機能を改善させました。ココア飲料については、砂糖を含まない方がより改善効果があったようです。

高血圧にも効果があるようです。2007年に発表されたデータによると、毎日6・3グラムのダークチョコレートを18週間食べ続けたところ、18週間後に上の血圧が約3、下の血圧が約2下がりました。

微々たる変化ですが、他の健康的な習慣と合わせて、食生活に取り入れて欲しいと思います。チョコっとでよいみたいですからね。

コレステロールについては、どうでしょうか？

ＬＤＬ（悪玉）コレステロールが酸化されてより悪い状態になったものを「酸化ＬＤＬコレステロール」といいます。**抗酸化作用が重要なのは、「ＬＤＬ（悪玉）コレステロールを酸化させないため」といっても過言ではない**でしょう。

どうやら、カカオを含む食品には、この酸化ＬＤＬコレステロールも下げる効果があるようです。

1日にそれぞれ13グラム、19・5グラム、26グラムのココアパウダーを4週間とって（飲料で）もらった研究では、いずれも酸化ＬＤＬコレステロールの値が下がりました。ＬＤＬ（悪玉）コレステロールが１２５以上のグループで調べると、いずれのグループでもＬＤＬ（悪玉）コレステロールと酸化ＬＤＬコレステロール値が下がり、ＨＤＬ（善玉）コレステロール値が上がりました。

その他、ダークチョコレートを1日１００グラムとることで、インスリン感受性（インスリンによる血糖値の下がり具合）が上がって、インスリン抵抗性が減ったという研究もあります。

ホワイトチョコレートやミルクチョコレートでは効果がないと思われますので、ご注意ください。また、市販のミルクチョコレートには、安物の植物油脂が含まれていることが多いのです。ちゃんと牛乳を使用して作った高級ミルクチョコレートならよいかもしれません。

ダークチョコレートに限らず、チョコレートをたくさん食べている人は冠動脈疾患が少ないかもしれないという研究もあります。週5回食べているグループでは、この病気になる人が少なかったのです。

お菓子などの甘いものはなるべく控えたいですが、もし食べるなら、スナック菓子などよりはチョコレートを選ぶようにしましょう。

ダークチョコレートとココアは、どちらも血流力をアップさせるようです。ただ、ココアは砂糖がたくさん入っているものがあるので、注意してください。

「クルミ」OR「アーモンド」

美容でもダイエットでも、「ナッツを食べよう」という話をよく聞きますね。

血流力を高めるナッツ類には、クルミやアーモンド、カシューナッツやマカダミアナッツなどがあります。ピーナッツは豆類ですが、栄養素の割合がナッツ類とほぼ同じため、ナッツ類と同様に考えてよさそうです。

ナッツ類は脂肪分が多いものの、タンパク質や食物繊維、ポリフェノールなどの抗酸化物質を多く含んでいます。地中海食でも積極的にとることが推奨されています。

特に**クルミは、一部体内でEPAやDHAに変換される、ω-3（n-3系）多価不飽和脂肪酸（α-リノレン酸＝ALA）を多く含んでいます。**血管内皮細胞の機能や心血管疾患の予防に対する効果については、他のナッツ類から頭一つ抜け出ている感じです。

アメリカ人の健康な医療関係者の食習慣を調べたところ、28グラムのナッツ類を週5回以上食べるグループでは、ほとんど食べないグループに比べて、**心血管疾患のリスクが減**

りました。クルミは週1回、ピーナッツとナッツ類は週2回でも効果がありました。

脳卒中の発症率については、クルミとピーナッツのみ、減少の効果が認められました。ただ、残念ながら、ピーナッツバターにはあまり効果がないようです。

血管内皮細胞にもよい効果があるようです。

体重の多いボランティアに、クルミを60グラム含む高脂肪食、もしくはアーモンド77グラムを含む高脂肪食をとる前と4時間後で、血管内皮細胞の機能の検査を行った試験があります。すると、クルミを含む方では、有意な改善効果を認められました。アーモンドについては有意ではありませんが、改善の傾向があるようです。

さらに、メタボ傾向のある大人に、普段の食事にクルミ56グラムを追加して8週間、食べ続けてもらったところ、こちらも血管内皮細胞の機能の改善効果が認められ、血圧も下がる傾向がありました。

体重の増減については、いくつかの研究を解析したところ、**体重が増加しない、腹囲が減少するなどの結果が確認されているものがあります**。

腹囲は内臓脂肪の指標です。そのため、体重が減少しなくても腹囲が減少すれば、血流力にはプラスになるのです。

また、複数の研究を解析したところ、種類によらず、1日28グラムくらいのナッツ類を食べることで、LDL（悪玉）コレステロールが、4・8くらい減ったそうです。

1日60グラム以上食べると、よりLDL（悪玉）コレステロールが減り、100グラムくらい食べると、マイナス20〜30にもなりました。これは、医薬品（スタチン系製剤）に匹敵するような下がり具合です。

血圧に関してはピスタチオが優秀なようで、食べると上の血圧が2くらい、有意に下がるようです。ただ、ナッツ類を食べることで血圧は下がるようですが、糖尿病があるとあまり下がらないようです。まずは糖尿病の治療が優先でしょう。

ナッツはクルミを中心に、さまざまな種類のものを食べるようにしてください。

第4章

もっと「血液サラサラ」「血管イキイキ」になる食べ方

血糖値の波を抑える食べ方

私は米どころの山形県出身ですので、美味しいお米を食べて育ってきました。家では、子どものころから、お米は必ず最後に食べていました。最初に野菜やタンパク質を含む食品、最後にお米とちょっとしたおかずという順番です。

実はこの順番が、一番血糖値をあげない食べ方なのです。フランス料理も、同じく炭水化物であるパンは最後にでてきますね。

昔は学校で「三角食べ」などといって、飯やパンなどの主食、飲み物（汁物や飲料）、おかずなどを、それぞれ交互に食べる方法が指導されていたせいもあり、日本人は、おかずとご飯を一緒に食べる人が多いかもしれません。

しかし、ある研究結果では、**おかずとご飯を一緒に食べると、ピークの血糖値がわずかしか減少しない**のです。ご飯を最後に食べる方が、より食後の血糖値の上がり具合を抑えることができます。

食事の最初の10分間は、お魚やお肉などのタンパク質、野菜を食べましょう。ただポテトサラダなどは炭水化物が多いので、最初に食べない方がよいかもしれません。

最後に炭水化物を食べると、痩せホルモンといわれる「GLP-1（グルカゴンライクペプチド-1）」が小腸から最も分泌されるという結果が出ています。

GLP-1は摂食中枢（視床下部にあり、空腹感を引き起こして食べることを促す）に作用して食欲を抑えたり、胃から小腸へ食べ物が送られるのを遅らせて血糖値の上昇を抑制したり、膵臓でインスリン分泌を促したりする作用があります。

5年ほど前に発表された日本の研究では、糖尿病予備軍の人々を、一般的な食事指導をしたグループ、食事の順番について指導したグループ、栄養バランスについて指導したグループに分けて比較したところ、6カ月後に食事の順番について指導したグループは0.5キロとわずかですが、有意に体重が減少しました。

食べる順番を変えることで、痩せる食事にもつながるかもしれません。

また、炭水化物は、成分として糖質と食物繊維に分かれます。さらに、糖質の中でも、生体が消化吸収して利用できる「利用可能炭水化物」とそれ以外の糖質に分かれます。

実際、利用可能炭水化物がどのくらい含まれるのか、はっきりとわかっていない食品もあります。ただ、炭水化物を最後に食べるのは、糖質や利用可能炭水化物が多い食品を最後に食べるということなのです。お米、パン、うどんやそば以外でも、トウモロコシや芋などのデンプン質の野菜も同様です。

外食などシーンによっては難しいかもしれませんが、初めから完璧を目指さず、「先に味噌汁を飲む」などできるところから始めて習慣化していきましょう。続けていれば自然とできるようになるものです。

上手に塩分を減らす方法

2章で、塩分で血圧が上がる人もそうでない人も、塩分制限をした方がよいと書きました。しかし、たいていの食事には多くの塩分が含まれています。一体、何から始めたらよいのでしょうか？

まずは、日本人の平均的な食事の習慣で、どこから塩分をとっているのかを見てみましょう（もとのデータはナトリウム量ですが、食塩量に変換しています）。

食品の塩分表示はナトリウム量になっていることがあります。含まれる塩分の量を確認したいときは、2・5倍にしてください。

日本人1145人を調べた結果、1日に平均で11・8グラムの食塩をとっているようです。主な内訳は、次のようなものになります。

- 醤油2・37グラム（20％）

- ダイコンやアプリコットなどの野菜や果実の漬物1・16グラム（9・8％）
- 味噌汁1・14グラム（9・7％）
- 生や塩漬けなどの魚1・13グラム（9・5％）
- レストラン、ファーストフード、家庭などで料理に使われる塩1・12グラム（9・5％）
- めんつゆなどを使った味噌汁以外のスープ0・79グラム（6・7％）
- パンと麺類0・55グラム（4・7％）
- 醤油以外のソースや調味料0・52グラム（4・4％）
- かまぼこ、練り製品0・33グラム（2・8％）
- ハム、ソーセージ、ベーコンなどの加工肉0・26グラム（2・2％）
- イカ、エビ、ウナギ、牡蠣、カニなどのシーフード0・2グラム（1・7％）
- カレーやコンソメなどのルー0・16グラム（1・4％）
- 卵0・13グラム（1・1％）
- 魚卵0・11グラム（1・0％）
- その他1・83グラム（15・5％）

ちなみに、中国では料理に使われる塩が7・7グラム、アメリカでは2・7グラムです。それに比べると、**標準的な日本人の食事では、料理に使われる塩は多くなく、醤油や漬物、味噌汁、魚からとる塩分が多い**ようです。これは、制限するのがかなり難しいですね。

まずは、**醤油と味噌を減塩のものにしましょう。**最近では40％塩分カットの醤油や味噌が販売されています。これらの塩分をカットすると、1・4グラムの減塩になります。また、めんつゆは控えた方がよさそうです。

また、明確な基準ではないそうですが、塩鮭は、塩分濃度により甘塩（甘口）は3％未満、中辛は3％以上6％未満、辛口は6％以上10％未満に分類されているようです。なるべく甘塩で食べましょう。

それから、**主食はパンと麺類を減らして、米（できれば玄米）を増やして、漬物・練り物・加工肉は減らしましょう。**手作りにして塩分をコントロールするという方法もあります。

すると、先ほどの調味料の分とあわせて約4・5グラムの減塩になります。

さて、こうした努力を一変に打ち消してしまうのがラーメンです。

ラーメン1杯の塩分量は6～10グラムです。麺にも約2グラムの塩分が含まれているので、汁を全部飲むと、1日に必要な塩分量をたった一食でとってしまうことになります。もちろん、チャーシューなどのトッピングによっては、10グラムを超えてしまいます。

並盛のカレーが食塩3・6グラム、牛丼は3グラムくらいなので、倍以上ありますね。そもそも、外食や中食（スーパーの総菜やコンビニの弁当など）はどのくらい塩分が使用されているかわからないので、利用する頻度を減らした方がよいでしょう。

しかし、たまにはラーメンなども食べたいですよね。私もこうしてラーメンのことを書いていると食べたくなってしまいますが、月に1回くらいのお楽しみにして、せめて汁は残してください。

血流力アップの食事法「地中海食」

地中海沿岸にはそれぞれの国の特徴を生かした料理があります。2010年にはスペイン、イタリア、ギリシャ、モロッコの共同提案によって「地中海料理」として国連教育科学文化機関（UNESCO）の無形文化遺産に登録されています。

特にイタリア料理のお店は日本にも多いので、「自分は地中海の料理をよく食べている」と思っている人もいるかもしれません。

イタリア料理というと、トマトソースを使ったピザやパスタなどを思い浮かべる人が多いかもしれません。しかし、これは一部の地域に多い特徴で、イタリア料理には、実は豊富なバリエーションがあります。また、本場ではコース料理の場合、ピザは含まれていないことが多いそうです。

血流力を上げるとされる「地中海食」にも、ピザは入っていません。ちなみに、アメリカの議会では、ピザはトマトソースが含まれているため、「野菜である」と決議されたことがあるようです。

地中海と聞くと少し遠い感じがしますが、実は**日本のマクロビオティックの食事に近い**と思います。野菜たっぷりのサラダに、テンペや魚料理、ごま塩をかけた玄米ごはん、などを中心とする食事です。

まずは、血流をよくするための、地中海食の正しい知識を身につけましょう。

- よく食べる物：野菜、果物、ナッツ類、種子類、豆類、全粒穀物や全粒パン、エクストラバージンオリーブオイル、魚やシーフード
- 適度に食べる物：鶏肉、卵、チーズやヨーグルト
- たまに食べる物：赤身肉（牛肉や豚肉、羊肉）
- 食べない物：加糖飲料、砂糖、加工肉（ハムやソーセージなど）、精製された穀類、精製された油、加工食品

飲み物は、基本的に水です。さらに、ワインを少量飲むようにすれば、完璧です。

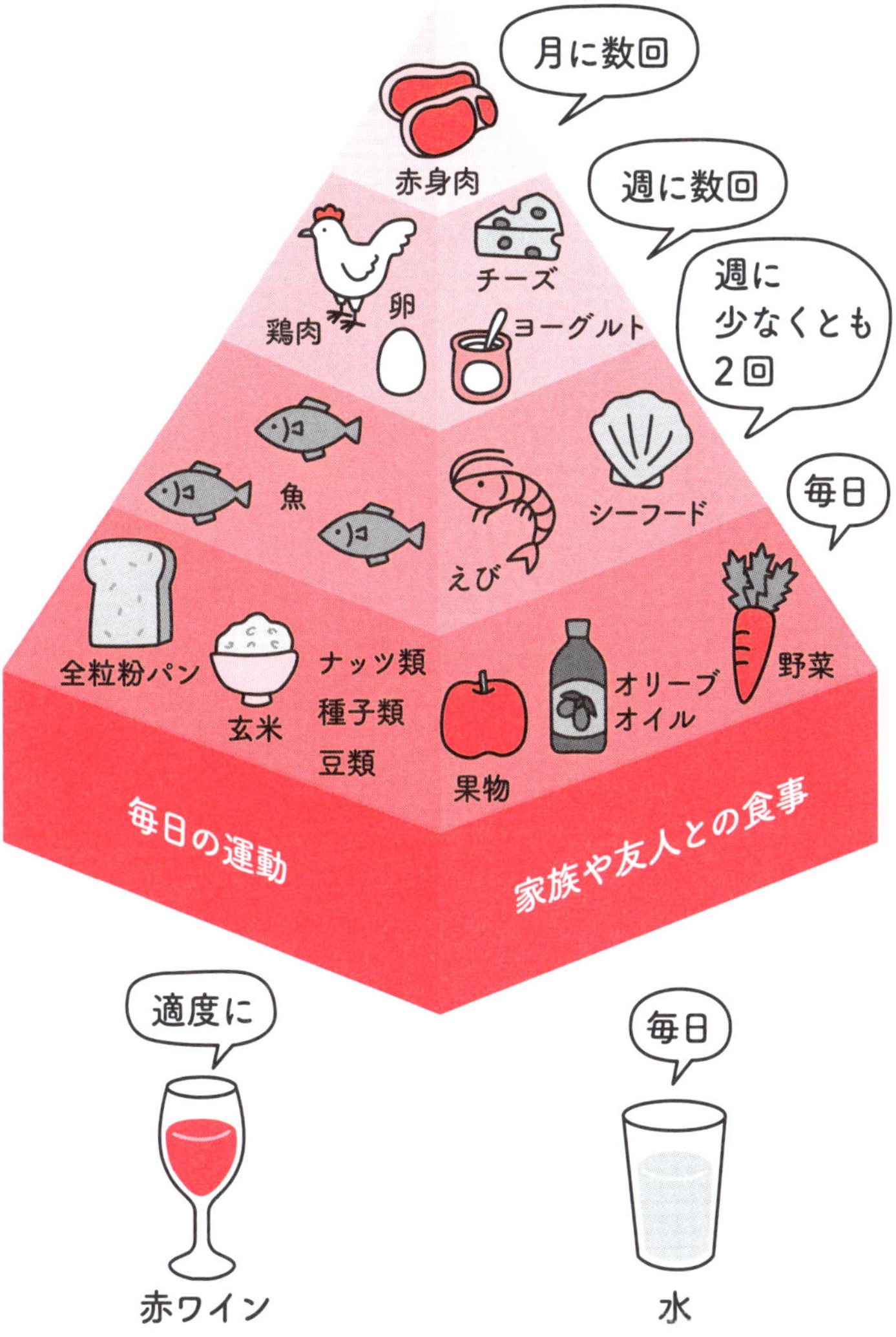
月に数回
赤身肉
週に数回
チーズ
鶏肉
卵
ヨーグルト
週に
少なくとも
2回
魚
えび
シーフード
毎日
全粒粉パン
玄米
ナッツ類
種子類
豆類
果物
オリーブ
オイル
野菜
毎日の運動
家族や友人との食事
適度に
赤ワイン
毎日
水

野菜は、アブラナ科野菜（キャベツ、ダイコン、コマツナ、ハクサイ、ブロッコリー、チンゲンサイなど）とトマト、ニンジン、エシャロットやセロリ、サヤエンドウ、ホウレンソウ、サラダナ、シュンギクなどがおすすめです。ビートルートはジュースでとるのがよいです。死亡リスクの減少や、血圧を下げる作用があります。**野菜はできるだけたくさんの種類を食べましょう。**

果物は、食物繊維が多いものをとるようにしましょう。ブルーベリーや干しブドウ、プルーン、リンゴ、ナシ、バナナ、グレープフルーツなどです。糖尿病の予防になります。

ナッツ類は、断然クルミがよいでしょう。他には、ピーナッツとアーモンド、ピスタチオなどです。心血管疾患の予防、血管内皮細胞の機能の改善、内臓脂肪の減少、コレステロール低下に効果があります。

豆類は、イタリア料理に使われるものよりも、納豆を食べましょう。納豆に限らず、大豆は必須アミノ酸をすべて含んでいます。さらに、納豆の場合は、利用可能炭水化物がほぼ0で、味噌とともに血圧を下げる効果があります。

全粒穀物は、日本なら玄米でしょう。**もち米玄米の方が、糖尿病にも効果がありそうです。**全粒パンにエクストラバージンオイルをつけて食べるのもよいでしょう。

魚は毎日食べましょう。EPA、DHAに加えてビタミンDが豊富なサケの切り身がおすすめです。ただ、それだけでなく、**さまざまな種類の魚介類を食べる**ように心がけてください。

鶏肉には健康に対する悪い影響は確認されていませんので、食べすぎなければ問題ないと思います。しかし、卵については、心血管疾患（主に冠動脈疾患）や死亡率に多少影響があることが、最新の研究からもわかっています。週1〜2個くらいに抑えた方がよいですね。

牛肉や豚肉などの赤身肉は、外食でたまに食べるくらいにしましょう。先にも述べた通り、加工肉でなければそれ程危険というわけではありません。

いろいろ紹介しましたが、これらの食事をいっぺんでなくても、できるところから始めていきましょう。

地中海食の効果はさまざまな研究で支持されています。有名なのは、2008年の研究で、地中海食、糖質制限食、低脂肪食で長期間の体重減少の効果を調べたものです。短期的には糖質制限食によってもっとも体重が減るものの、長期的にみると地中海食と同じくらいでした。

同じく、２０１３年の研究では、地中海食にエクストラバージンオリーブオイルかナッツ類を加えると、低脂肪食のグループよりも、脳卒中や心筋梗塞などの心血管疾患による死亡率が、約30％も低下しました。

少しずつでも普段の食事にとり入れて、健康的な体を目指しましょう。

血流力を上げる食事の時間

朝食に関するレシピ本がたくさんある一方で、『朝食はからだに悪い』（テレンス・キーリー著／野中香方子訳ダイヤモンド社）といった本があるように、朝食を食べるべきか食べないべきかについてはさまざまな意見があるようです。

ただ、血流力を高めるという観点からいえば、朝食は必要です。

朝食をちゃんと食べることで、血糖値の改善、糖尿病の予防、冠動脈疾患（狭心症や心筋梗塞など）や、脳出血の予防などの効果が報告されています。

一番のメリットは、1日の最大血糖値を減らすことができることです。朝食を抜いてしまうと、昼食後や夕食後の血糖値がより急激に上がるようになります。

また、朝食をとることで、**痩せホルモンといわれている、GLP-1（グルカゴンライクペプチド-1）が朝食後だけでなく、昼食や夕食の後にもより多く分泌されるようになります**。すると、食欲を抑えたり、食後の血糖値の上昇を抑制したりするのです。

実は、先にも紹介したGLP－1は、今や糖尿病の治療薬となっています。週1回、皮下注射するものが主流です。健康な人の場合は朝食を抜かないようにしたり、炭水化物を最後に食べたりするなど食習慣を改善することで、体内で分泌されるGLP－1を増やしましょう。

また、朝食に何を食べるかも大切です。例えば、**タンパク質は3食でまんべんなくとるのがよい**といわれています。私は、体重1キロあたり1・6グラムをとることをおすすめしています。そのためには、1食あたり30～40グラムのタンパク質をとる必要があるのです。朝食にはご飯やパンなどの炭水化物だけでなく、タンパク質や野菜を食べるようにしましょう。

「朝からたくさん食べられない」という人は、朝食にプロテインをとり入れてみてはいかがでしょうか。

プロテインドリンクの主流は「ホエイプロテイン」でしょう。実は、ホエイプロテインをサプリメントとして朝食に加えると、体重の減少や長期的な血糖値の低下、食後の満足感、食後の血糖値へのよい影響が確認されています。

プロテインは運動の前後にとるイメージが強いかもしれませんが、ぜひ朝食後にも、ホエイプロテインがメインのプロテインドリンクを飲みましょう。

ただ、中には前述した危険なトランス脂肪酸が含まれているプロテインもあります。成分表示をよくチェックして植物油脂を含んでない、良質なものを選ぶようにしてください。

それから、**朝からモチモチのもち米玄米を食べるのもおすすめ**です。普通の炊飯器で十分美味しく炊けるので、寝る前にタイマーを設定しておきましょう。こうした朝食の習慣が、糖尿病の予防と血糖値の改善につながるのです。

また、20～30代の若い男性や女性にはあまりリスクはありませんが、あなたの旦那さんやお父さんの世代、つまり40代以降の男性は朝食を食べないと、脳出血のリスクが上がります。ただ、朝食におけるタンパク質の有無はあまり関係ありませんでした。とにかく朝食を食べることが大切なようです。血流の病気のリスクが高まる世代の方々は、意識して朝食をとるようにして予防しましょう。

女性に毎日食べてもらいたいもの

女性の場合は、ホルモンの働きによって、男性よりも動脈硬化の進行が10年くらい遅くなります。心筋梗塞を発症する平均年齢は、男性の場合は60代ですが、女性の場合はプラス10歳ぐらいです。私が診ている患者さんも、女性の方が発症の平均年齢は高いのです。

なぜなら女性ホルモンの1つ、**エストロゲンには、HDL（善玉）コレステロールを増やし、LDL（悪玉）コレステロールの増加を抑える働きがあるからです。**

しかし、閉経後はこれらの女性ホルモンの分泌が減少します。そして、更年期を過ぎた70代くらいから、脳卒中や心筋梗塞などの血管の病気による死亡率が急激に増加するのです。

そこで、女性の血流力アップのために、一番おすすめするのは、大豆食品です。特に閉経後の女性に食べていただきたいですね。なぜかというと、**大豆イソフラボンには、女性ホルモンと同じような作用がある**のです。ぜひ毎日、大豆食品を食べてください。

日本人の女性は大豆食品をとる量や頻度が多いほど、脳梗塞や心筋梗塞などの冠動脈疾患のリスクが下がるというデータがあります。週5回以上、特に発酵食品である納豆などをとるのがよいようです。

私が担当している女性の患者さんは、70代以上の方が多く、みなさんに大豆食品を食べるように指導しています。40~50代の読者のみなさんは、是非、母親にすすめてください。

大豆食品は、豆乳やお菓子など昔に比べてさまざまなものがありますが、最も優秀なのは納豆です。

利用可能炭水化物が、100グラム中に0・2~0・3グラムとほとんど含まれていないため、糖質制限食としても最適です。実際、地中海食でも豆類はよく食べられています。

納豆や味噌などの発酵大豆食品には、血圧を下げる効果もあります。

さらに、納豆は「納豆キナーゼ」などの作用によって、血液をサラサラにする効果があります。

しかし、たまに外来で、患者さん同士で情報を交換したのか、「お友達から、納豆は血流を悪くするから食べちゃダメと言われました」という方がいらっしゃいます。そんなとき私は「それはその患者さんの場合で、あなたは食べてよいです」と話しています。

確かに、心臓や血管の病気を持つ人の中には、納豆を食べてはいけない人もいます。「ワルファリン（商品名ワーファリンなど）」という薬を飲んでいる人です。手術によって機械弁を入れた人や、心房細動などの不整脈がある患者さんのうち、腎機能が悪い人は、よくこの薬を飲んでいます。

ワルファリンには、血液をサラサラにする作用があります。体内で「ビタミンK」という血液を固めるために必要なホルモンの働きを妨げることで、血液をサラサラにしているのです。

納豆を食べると、納豆菌が腸まで届いてビタミンKを生成します。すると、ワルファリンのビタミンKの働きを妨げる作用が、追いつかなくなってしまいます。つまり、納豆そのものが血液をドロドロにするわけではなく、ワルファリンの効果を邪魔してしまうため、結果として血流が悪くなってしまうということなのです。

今は、血液が固まるのを防ぐ、新しい薬が使えるようになりました。「バイアスピリンTM」や「エフィエントTM」、「プラビックスTM」などの血小板を集まりにくくする薬や、「プラザキサTM」や「リクシアナTM」などの血液を固まりにくくする薬です。

合併症が少なく、ワルファリンと同じくらい効果があるので、腎臓の機能に問題がなければ、そちらを処方しています。おそらく、ワルファリンを飲んでいる人は、少なくなっているのではないでしょうか。

もちろん、これらの新しい薬を飲んでいる患者さんは、納豆を食べても大丈夫です。むしろ、積極的に取るようにしてください。

先日治療した心筋梗塞の女性患者さんは、血圧が非常に高く、コレステロール値もやや高い状態でした。肥満などの要因もありましたが、まだ40代で、私が今まで治療した女性患者さんの中では、最も若い方でした。

女性も油断せずに、若いうちから血流力を高める生活を心がけてください。

体に優しいお酒との付き合い方

以前から、「適度な飲酒は死亡率を下げ、過度な飲酒は死亡率を上げる」といわれていました。これは、海外だけでなく、日本人を対象にしたデータでもその通りです。

適度な飲酒量は、アルコール換算で1日約20グラムです。ビールやハイボールだと1缶（約500ミリリットル）、ワイン1〜2杯、焼酎やウイスキー1杯、日本酒1合くらいです。

実は、飲酒による健康への影響は、男性より女性の方が出やすいのです。

男性の場合は、1日46グラム以上のアルコールをとっても、冠動脈疾患による死亡リスクはあまり上がりません。ただ、脳卒中による死亡リスクが高くなります。お酒は飲めば飲むほど血圧が上がるので、脳卒中による死亡リスクが上がるのはそのせいかもしれません。

逆に、女性は40グラムくらいのアルコールでも、冠動脈疾患による死亡リスクが上がる傾向があります。さらに、46グラム以上とると、4倍になりました。

ただ、**アルコールは少量（20グラム）であれば、HDL（善玉）コレステロールを上げて、血液を固まりやすくする成分が作られるのを抑えるので、血液がサラサラになります。**

そのため、男性の場合のみですが、46グラム以上の飲酒をしても、冠動脈疾患による死亡リスクが上がりにくいという結果があるのかもしれません。

また、日本人を対象にしたデータによると、週に450グラムくらいのアルコール量をとっても、週に3日以上の休肝日があれば死亡率は上がらないのです。

逆に、休みなく毎日飲む人は、週に300グラムくらいのアルコール量でも、死亡率は1.5倍にもなります。

そのため、毎日飲む場合は、1日のアルコール量を男性は40グラム未満、女性は20グラム未満くらいにしておくのがよいと思います。**週末に多く飲む人などは、週に3日以上の休肝日を設けると、体に負担をかけず、心筋梗塞などの病気のリスクを減らせる**でしょう。

ただ、1つ問題があります。アルコールは1グラムあたり7.1キロカロリーもあります。ビールのカロリーのほとんどは、アルコール由来です。

実は、ビールは糖分の入った炭酸飲料水と同じくらいのカロリーがあり、ワインはその

2倍のカロリーがあります。それにも関わらず、海外のデータによると、ワインは少量から中等量（20～40グラムくらい）飲むと痩せて、ビールや蒸留酒（ウイスキーなど）を飲むと太る傾向があるようです。

ワインの場合、カロリーは高くても糖質量は多くありません。ウイスキーなどの蒸留酒は糖質を含んでいないのに、ワインのような効果はないようです。

これは、**ワインに含まれるポリフェノールなどの抗酸化物質が、体によい作用をしている可能性があります。**

「お酒は飲んでも太らない、太るのはつまみのせい」という説もあります。

確かに、ビールに含まれる利用可能炭水化物はごく微量ですし、アルコール換算で1日40グラム未満であればそうかもしれません。ただ、いくら飲んでも太らないというのは間違いです。

アルコールをとると、肝臓でアセトアルデヒド（酔って気持ち悪くなる成分）から酢酸（お酢の成分）まで分解されます。酢酸はエネルギーとして体で消費されます。肝臓はこのアルコールの代謝を他の働きよりも優先させるため、アルコールをとると、肝臓での脂肪の分解や糖分を作り出す働きが遅くなります。

アルコールをたくさん飲むと、お腹が減りますよね。あれは、肝臓で糖分を作り出す作用が遅くなった結果、血糖値が低くなったせいかもしれません。**アルコール自体に、食欲を増進させる作用がある**ともいわれています。

さらに、アルコールの利尿作用もあり、体は水分と塩分を求めるようになります。ビールを1リットル飲むと、1・1リットルの水分が出るといわれています。

締めのラーメンが大変美味しくいただけるのはそういうわけなのです。

「0カーボダイエット」は究極の糖質制限食

世の中にあるほとんどの食品には、糖質が含まれています。醤油などの調味料にも入っています。果物や野菜にも含まれているので、気をつけていないと、加工食品などから大量の糖質をとってしまうことになります。

その糖質を究極的に制限する食事法が、「0《ゼロ》カーボダイエット」です。**糖質の摂取量を0にすることを目指します**。英語の「Carbohydrate（炭水化物）」からきています。

糖質を20グラムくらいに制限しても、人体はケトン体というエネルギーを体脂肪から生成して乗り切ります。そもそも、人体の血糖値はある程度一定に保たれるようになっているのです。

さらに、肝臓には「糖新生」という糖を作り出す働きがあります。これによって体脂肪やタンパク質からブドウ糖を生成することができるのです。

ケトン体は神経細胞、つまり脳のエネルギーにもなります。「ブドウ糖が脳の唯一のエネルギーである」というのは間違いです。ブドウ糖のみをエネルギーとするのは、血液中の酸素を運ぶ赤血球だけです。

この**ケトン体や糖新生のエネルギー源として、真っ先に使われるのが内臓脂肪**です。

私は0カーボダイエットを実践してから、とうとう20代のとき以来で、体重が57キロになりました。この本の原稿を書き始めたときの最高体重が63キロでしたので、約3カ月でマイナス5キロです。体脂肪率は17％から12％へ、腹囲は85センチから77センチまで減りました。

糖質制限否定派の人は、よく「減ったのは脂肪ではなく、水分だ」といいます。

確かに、血糖値を下げるインスリンには水分を体に保持する作用があり、糖質制限をすると、そのインスリンが減ってしまいます。ただ、十分に水をとるようにすれば、問題ないのではないでしょうか。

実際、**カロリー制限つきの地中海食よりも糖質制限食の方が痩せると思います。**さらに厳密な0カーボダイエットは、最も短期間で結果にコミットするでしょう。

糖質や利用可能炭水化物、タンパク質は1グラムあたり4キロカロリー、脂質は1グラムあたり9キロカロリーありますが、糖質制限食を実践していると、あまりカロリーを気にしてもしょうがないと感じます。タンパク質を意識してとると、自然と高カロリーの脂肪もとることになるからです。

それに、食事をすると、食べ物を消化・吸収・代謝するためにもエネルギーを使うのです。つまり、食後は基礎代謝が増えるのです。これを、「食事誘発性熱産生」といいます。

消費されるエネルギーの量は栄養素の種類によって異なり、タンパク質では摂取エネルギーの20〜30%、炭水化物では5〜10%、脂質では0〜3%が消費されます。タンパク質は、消化・吸収のためにエネルギーが必要ともいえるのです。

そのため、カロリー制限食よりも糖質制限食の方が、ダイエットには効果的でしょう。

ただ、0カーボダイエットでは、かなり食べ物が限定されるので、栄養を補うためにプロテインを水で飲みます。調理法や味つけにも制限があります。

- サケなどの魚（調理法：刺身など生、しゃぶしゃぶ、焼く／味つけ：塩）
- 卵（調理法：ゆでる／味つけ：塩）
- キャベツ、ダイコン、コマツナ、ハクサイ、ブロッコリー、チンゲンサイなどのアブラナ科の野菜やホウレンソウ、ニラ、キノコ類（調理法：炒める、ゆでる、鍋にする／味つけ：少量の調味料）
- 肉（調理法：煮る、焼く／味つけ：塩）
- チーズ
- 豆腐や納豆

豆腐や野菜類、プロテインには糖質が多少含まれていますが、そこは少し無視します。焼き魚（塩）や、焼き鳥（塩）、ゆで卵やチーズ、コーンの入っていない野菜サラダなどはコンビニでも買えます。ドレッシングにも糖質が3～6グラム含まれているので、できるだけ家で作るようにしましょう。

昆布と出汁パックで出汁をとって、塩を入れたスープにタラと鶏モモ肉、ハクサイやニラ、シメジなどを入れた鍋なら、野菜からのわずかな量以外、糖質は含んでいません。

それから、塩鮭の切り身と豆腐や納豆を組み合わせたり、鶏モモ肉に塩を振ってグリルで焼いたりしてもよいでしょう。

レンジ用調理器具を使えば、電子レンジで焼き魚を作ることができます。野菜炒めを作ったり、お肉も焼いたりすることもできます。

しゃぶしゃぶもよいですね。ただ、落とし穴があります。ポン酢には、結構な量の利用可能炭水化物が含まれているのです（100グラム中に6・9グラム）。

器に残った汁が美味しいからと、ごくごく飲むのは控えましょう。鍋の素などにも糖質が含まれています。また、先ほどもお伝えした通り、卵、豚や牛などの赤身肉は、ほどほどにしてください。

醤油の場合は、濃口で100グラム中に1・6グラム、薄口で2・6グラムの利用可能炭水化物が含まれています。刺身につける分には問題なさそうです。やはり、発酵食品は利用可能炭水化物が少ないようですね。

0カーボダイエットはある程度体重が減少すると、減量の効果はやや停滞します。また、長期的な安全性はよくわかっていませんし、糖質は多くても少なくても死亡率が上がるという研究結果もあります。

あくまで**短期間の体重減少を目指す場合に、実践しましょう。**

第5章

「血流力」が高い人の習慣

血圧を測る習慣をつける

読者のみなさんは、普段から血圧を気にしていますか？

「年1回の健康診断で血圧を測定するときだけ」という人が、多いのではないでしょうか。

高血圧になると心筋梗塞のリスクが上がり、脳卒中や大動脈解離、腎臓病などを引き起こします。血圧が上がっても、基本的には自覚症状が出ないため、**高血圧は「サイレントキラー」といわれています。**

「至適血圧」という、正常な範囲内よりも低めの血圧であれば、将来高血圧になるリスクが低いと考えられています。血圧の上の数値が120以下、または血圧の下の数値が80以下の状態のことです。

実は、この**至適血圧から少し外れただけ、つまり、血圧の上の数値が120～140、下が80～90の場合でも、男性では心筋梗塞のリスクが5～6倍に跳ね上がります。**

上の数値が10上がる毎に、リスクは1・2～1・4倍上昇し、180以上になると、男性の場合、さらに約3～4倍にもなります。

とはいえ、実際に至適血圧の人は少なく、40歳以上の平均的な血圧は、上が130～150、下が80～90です。運動不足、塩分のとりすぎや飲酒などの生活習慣でも変動します。そのため、私の経験上でも、血糖値やコレステロールなどに比べると、血圧は生活習慣の改善などによって、薬に頼らずコントロールしやすいように思います。

他の危険因子にもよりますが、**血圧はせめて上は140、下は90以下を目指しましょう。**

健康診断で高血圧（上が140、下が90以上）や正常高値血圧（上が130、下が85以上）と診断されたら、まず**1～2週間くらい、もしくはそれに近い日数の間、連続して血圧を測る**ことです。そのデータを持って医療機関を受診すると、対応がスムーズになります。

血圧の上昇によるリスクは、どの年代でも同じです。

高齢になれば血圧が高くてもよいという意見に私は反対です。ただ、実際に患者さんを診ていて感じるのは、高齢になるほど血圧を下げるのが難しく、1日の血圧の変化も大きくなるということです。そのため、高齢の方の場合、目標値を低めに設定しているに過ぎないのだと思います。

血圧を測るときは、次の手順で行ってください。

❶測る30分前からお茶やコーヒーなど、カフェインを含む飲料を飲まないようにします。もちろん、タバコも吸いません。

❷測るまでは運動などをせずに、安静にしてください。1～2分座った後に、測ります。手首で測るタイプもありますが、上腕で行うのが基本です。

❸血圧は1日の中でも変動します。時間帯を決めなくてよいので、1日に1回必ず測りましょう。

特に高齢の患者さんは血圧の変動が大きくなります。そのため、複数回測り、その平均で最終的に判断することになります。

朝方に血圧が高いなどの特徴がある人は、朝と夕方の2回測りましょう。もしくは日を変えて、朝、昼、夕方と時間帯を変えて測ると管理がしやすくなります。

病院やクリニックでは、まず他の危険因子と照らし合わせて、血圧の目標値を決めます。

そして、次のように、食事や運動などの生活習慣を変えていきます。

- 野菜（トマト、ニンジン、エシャロット、セロリ、サヤエンドウ、ビートルート、ホウレンソウ、サラダナ、シュンギク、チンゲンサイなど350グラム）
- 魚（週5回以上、魚の種類はあまり関係ない）
- 大豆食品（毎日、特に発酵性大豆食品である納豆や味噌）
- ダークチョコレートやココア（毎日少量）
- 減塩（1日6グラム未満）
- ダイエット（4キロ以上）
- 運動（1週間に60分以上）
- 節酒（1日アルコール換算40グラム未満）

これらのうち1つ実行すると2～10、組み合わせれば20～30血圧が下がります。

喫煙、高コレステロール血症、高血糖、肥満など、高血圧以外の危険因子があると、リスクは相乗的に上がります。血圧だけなく、他の項目でも健康診断に引っかかった人は、積極的に血圧を下げる必要があるのです。

とにかく、運動を始めよう

健康診断でメタボリックシンドロームと診断されたら、必ずしなければならないのは「運動」です。

メタボリックシンドロームは、それだけで心臓の血管の病気の危険因子となります。 検診で、血圧もコレステロールも血糖値もすべて大丈夫だったとしても、メタボリックシンドロームと診断されたらアウトです。

問題は、内臓脂肪にあります。内臓脂肪が原因で血圧が上がったり、インスリン抵抗性により血糖値が上昇し中性脂肪が上がったりするからです。その上、血液を固める働きが活性化して血液ドロドロになります。

ただ、幸運なことに、内臓脂肪は皮下脂肪に比べて落ちやすいといわれています。**普段運動をしていない人ほど、運動することで効果を得られる**のです。

しかし、習慣的に運動をしている人は40代以上で、たったの3～4割だそうです。

「なんだ、みんなやっていないじゃないか」などと安心せず、この機会に体を動かす習慣を身につけましょう。

内臓脂肪は、CTなどの検査で推定することができますが、コストがかかるという問題があります。そこで、「BMI(Body Mass Index)」という、体重と身長から算出する、肥満度を示す指数があります。

BMI25以上で肥満とされています。しかし、体重と身長しか考慮しないため、BMIが25以上でただ筋肉量が多い人や、BMIが25以下でメタボリックシンドロームの人が出てしまうという欠点があります。

そういうわけで、体脂肪計(体組成計)付き体重計をぜひ買ってください。安いものは3000円弱で購入できます。あとは、腹囲もメジャーで測るようにしましょう。

私も一時期は体脂肪率や腹囲の数値が上がってしまいましたが、運動した結果、減らすことができました。

みなさんもまだ間に合います。今から少しずつでも運動を始めてください。

ウォーキングより筋トレをしよう

日々の診察で、運動習慣について尋ねると、「ウォーキングをしています」と答える方がいます。もちろん、全くやらないよりはやった方がよいです。しかし、**ウォーキングだけでは、高齢の方が陥りやすい下肢の筋力減少を避けることができません。**1章でお伝えしたように、20歳から80歳に至るまでに下肢の筋力は30％も減少します。

そして、運動だけでなく、食事からタンパク質をとることももちろん大事です。伝統的な日本食は健康といわれていますが、第2章で解説したようにタンパク質の量を1・5～2倍にする必要があると私は考えます。プロテインをサプリメントとして毎食後にとってもよいです。

高齢の方でも筋力は増えます。むしろ、下肢の筋力は健康寿命に関係するので、高齢の方ほど運動をした方がよいのです。

ただし、筋肉トレーニングや第2章で紹介したＨＩＩＴなど、少し激しい運動が必要です。「激しい」とはどの程度なのでしょうか。

最大筋力の20％以下の運動では、筋力は低下してしまいます。ウォーキングなどがそうです。人にもよるかと思いますが、階段を登るくらいでは、最大筋力の15％ほどしか使えないようです。最大筋力の20～30％の場合でも、筋力は増加も低下もしないようなのです。**筋力を増加させるためには、最大筋力の40％以上の負荷が必要です。**最大筋力は、１回で持ち上げられる最大の重さや、決まった重さを持ち上げられる回数などによって測ることができます。

無理に行うと危険なので、測るときは専門家に相談しましょう。

先日、80代後半で非常に若々しい患者さんがいたので、「何か運動していますか？」と聞いたら、社交ダンスをやっているとのことでした。社交ダンスも本格的にやるとかなりの筋力を使うでしょう。姿勢もピンとしていました。

社交ダンスはかなり技術が必要になるでしょうが、ＨＩＩＴならあまり難しくありません。エルゴメーター（スポーツジムにある自転車）を使うと簡単にできますし、スクワットなどであれば、特別な道具はいりません。水泳でＨＩＩＴを行うとしたら、25メートルダッシュを8本ほどでしょう。トレッドミル（スポーツジムにあるルームランナー）でもよいですが、スピードを上げるのに時間がかかります。

ただ、短い期間で得た筋力は、トレーニングをやめるとすぐに衰えてしまいます。しかし、**長期間のトレーニングで得た筋力は、すぐにはなくなりません。**

一時的に無理をするのではなく、持続可能な方法でトレーニングを継続することが大切です。

きつめのトレーニングを続けるには、仲間の支えが必要かもしれません。パーソナルトレーナーに指導してもらうという方法もあります。しかし、仲間を作って趣味で運動する方が、周りの人が痩せたり、お腹周りが減ったり、大きく変化するのが見えるでしょう。すると、「自分も頑張ろう」と思えるのではないでしょうか。

筋トレ&マッサージが血流に効果的

前項で「長期間のトレーニングで得た筋力は、すぐにはなくなりません」と伝えましたが、ということはトレーニングを習慣化することがやはり大事になってきます。

これまで有酸素運動、筋力トレーニング、その組み合わせのＨＩＩＴなど運動について紹介してきましたが、血流力アップを念頭に実際私が習慣として今取り組んでいるトレーニングはほぼ「筋トレ」です。

筋トレは、有酸素運動やＨＩＩＴと比較して、同等かそれ以上にＦＭＤ検査の値を改善するのです。つまり、血流が良くなります。それを裏付ける研究レポートが２０２１年に発表されています。

このレポートは、レジスタンストレーニング（筋トレ）と血管内皮細胞機能（ＦＭＤ検査）の効果を調べた分析結果になるのですが、成人の男女に筋力トレーニングのプログラムを施行させたところ（４週間から48週間と介入期間はさまざまですが）、ＦＭＤ検査の値は2・28～3・32％も改善しています。ちなみにＦＭＤ検査の値が１％改善する毎に心血管病になるリスクが9～17％も低下しますので、この2～３％の改善という値は大変優秀です。

筋トレは血流力アップと肉体美の両方を得られるというわけです。

ただ、実は２０２４年に発表された別の論文で、有酸素運動、レジスタンストレーニング、複合運動（有酸素＋レジスタンストレーニング）を比べると、有酸素運動と複合運動ではＦＭＤの改善がみられるものの、筋トレは改善がみられないという結果が出ました。

他のレポートを調べると、筋トレでもしっかりＦＭＤの改善がみられるのですが、有酸素運動の方が良い数値が出ていました。

考えられることは、しっかり筋トレを行うと、その後24～48時間程度ＦＭＤが低下する可能性があり、その後に回復していくという体内のプロセスです。この場合、第2章で紹介した「マッサージ」を行うことで、ＦＭＤの低下を防ぐことができると考えます。

私も、筋トレ後には体をケアする意味でもマッサージをしています。

ストレスをためない

ある国際研究によると、職場や家庭でのストレスによって血流が滞り、心筋梗塞のリスクが増加するという結果が出ているようです。一時的なストレスでも、心筋梗塞のリスクは1・4倍くらいになり、永続的なストレスでは2倍にもなるようです。

日本人よりもストレス耐性が高いと推測される、欧米の人々を含めた結果でも、このとおりです。同じ研究を中国でもやっていて、中国人は数回のストレスで、リスクは2倍、永続的なストレスでは3倍にもなったそうです。

心筋梗塞を発症したことがある人では、抑うつ傾向が約2倍認められました。職場環境や家庭環境をコントロールできる人には、そのようなリスクはありませんでした。

この心筋梗塞のリスクの上昇度は、喫煙や高血圧、高コレステロール血症に匹敵します。

職場や家庭でのストレス、抑うつ状態というものは、数値としては見えにくいものですが、体に相当な負担をかけているのです。

ストレスを感じていると、イライラしたり、活気がなくなったり、めまいや疲れ、肩こりなどの症状が出る場合があります。

ストレスに関連するのは、仕事の時間や内容、やりがいやコントロール度、職場での人間関係などです。職場や家族、友人などからの社会的サポートを得られるかどうかも関係しています。

厚生労働省が推奨している職場のストレス調査票や、インターネットでは無料で5分ほど質問に答えることで判定してくれるサイトもあります。職場で実施されていなければ、一度ご自身でやってみることをおすすめします。

うつ病や抑うつ状態の診断基準（米国精神医学会DSM－5）によると、「気持ちが落ち込む」もしくは「物事に興味がない、あるいは楽しめない」という状態が2週間以上続くことに加えて、次のような症状があるようです。

□気持ちの落ち込みがほとんど毎日続く
□興味や楽しみが、すべてかほとんどすべての行動に対して明らかに減弱している
□ダイエットをしていないのに著しい体重減少もしくは体重増加、ほとんど毎日続く著し

い食欲減退や増加
□思考が遅くなり、行動しなくなること（他者から見た場合であり、単なる主観的な落ち着かない感じや思考が鈍い感じとは異なる）
□ほとんど毎日、疲れていたり生気がなかったりする
□思考能力か集中力が落ちる、ほとんど毎日優柔不断
□死について繰り返し考える、計画性のない繰り返す自殺願望、もしくは自殺未遂や自殺する具体的な計画がある

4個以下が抑うつ状態、5個以上はうつ病の診断になります。もし、当てはまる項目が多い場合は、心療内科や精神科などの医療機関や、カウンセラーを受診しましょう。

自分で仕事や家庭をコントロールできる人は、ストレスがないように環境を変えることをおすすめします。

しかし、職場がブラックで辞められない人、仕事や家庭のコントロールが難しく、ストレスを感じている人はどうしたらよいでしょうか？

そんなときは、**とにかく、まずは3日くらい休むのが一番効果的**です。なかなか休めな

いという方は、定期的に運動をしてみてください。運動することでコルチゾールなどのストレスホルモンの値が下がり、よりよい睡眠を取れるようになるはずです。友人や家族などの周囲の支えも重要です。

友人や家族などの大切な人と触れ合うと、ストレスが軽減され、オキシトシンというホルモンが分泌されます。この効果はペットでも確認されています。

ペットとの触れ合いによって、幸せホルモンであるオキシトシンが分泌され、ストレスが軽減します。さらに、ストレスホルモンと呼ばれるコルチゾールやアドレナリンなどのレベルが下がり、免疫系にもよい影響があります。しかも、**ペットと過ごす間は血圧も下がる**のです。ペットの癒し効果というのは本物のようです。

そもそもストレスというものは、職場でも家庭でも、こだわりがあるから生じるのかもしれません。

あまり思い詰めないことが、ストレス解消の大きなポイントとなるでしょう。

コレステロール値を意識する

心筋梗塞の患者さんは、必ずといってよいほど、LDL（悪玉）コレステロールの数値が高いです。

先日治療した心筋梗塞の患者さんのLDL（悪玉）コレステロール値は136でした。一見正常範囲ですが、実はコレステロールの基準値は人によって異なり、140とする場合と、120とする場合があります。**コレステロール以外に、危険因子がない場合は、140以下であれば、ほとんど問題になりません**。

危険因子とは、年齢（男性45歳以上、女性55歳以上）に加えて、糖尿病、高血圧、喫煙、肥満やメタボリックシンドローム、慢性肺疾患（COPD）、末梢動脈疾患、大動脈瘤、慢性腎臓病などです。

その他にも透析や精神的・肉体的ストレスなどがあります。

これらの**危険因子が重複している場合は120以下、心臓や血管に病気がある場合は最**

低でも100以下、場合によっては70～80以下を目標に管理します。

ただし、ここまで下げるには、ほぼ薬の内服が必要になります。

さらに、40歳以上の平均値は約100です。LDL（悪玉）コレステロールが80を超えると少しずつ心筋梗塞のリスクがあがり、140以上では80以下に比べて心筋梗塞が3倍以上も発生します。

ただ、LDL（悪玉）コレステロールの値は食事によって下げることができます。

- ナッツ類↓LDL（悪玉）コレステロールを強力に下げる
- ダークチョコレートやココア↓LDL（悪玉）コレステロールを下げ、HDL（善玉）コレステロールを上げる
- 大豆食品↓LDL（悪玉）コレステロールを下げる
- 魚↓HDL（善玉）コレステロールをあげ、中性脂肪を減らす
- ココナッツオイル↓HDL（善玉）コレステロールを上げる

さらに、**トランス脂肪酸や赤身肉、卵は避ける**ようにしましょう。

私は心臓血管治療の専門家として、ＬＤＬ（悪玉）コレステロール値の管理にこだわっています。薬にかなり頼らなければいけないこともあります。しかし、ＬＤＬ（悪玉）コレステロール値を下げれば、大きくなった血管プラークが小さくなるのです。

ちゃんとＬＤＬコレステロールを管理した患者さんの場合は、まず再発しません。

きちんと管理していないと、治療しても再発したり、他の血管が狭くなってしまったりして、最悪の場合、心筋梗塞につながります。

実際、心筋梗塞の患者さんは本当に死ぬ思いをして病院にたどり着きます。私たち医者やスタッフも、「一歩間違うと患者さんが死んでしまう」というかけひきをして、恐怖にかられながら治療をしているのです。

「少しぐらいなら丈夫だろう」と油断せずに、食生活を中心に改善するように心がけてください。

冬は「ヒートショック」に注意

1年を通して、心筋梗塞や心不全が一番増えるのは冬です。**夏に比べて30〜40%も増える**のです。特に気温や気圧が低い日に多く発生します。また、**1日の中では、朝の8〜11時と夕方の18時〜21時がピーク**です。

そのため、冬場は病院が混雑したり、入院患者が増えたりします。

先日、心筋梗塞で当院へ救急搬送された患者さんは、夜の21時頃発症していました。実は、ちょうどそのとき、私たちが住んでいる都市の南側に低気圧が近づいていたのです。雨が降って、気温が下がっていました。

気圧が低いときは、逆に血圧が上がるようです。そして、朝は交感神経が活発になります。つまり、起床後は、急に血圧が上がることになるのです。

冬の朝は特に冷え込みます。暖かいふとんから出るのが億劫に感じることも多いのではないでしょうか？

この**暖かいところから急に寒いところに行くときに起こるのが、「ヒートショック」**です。ヒートショックとは、屋内の急激な温度差によって、血圧が大きく変動することで、心筋梗塞や脳卒中などを引き起こします。

東京都健康長寿医療センター研究所（東京都老人総合研究所）の報告によると、入浴中にヒートショックで急死したと推定される死亡者数は、年間およそ1万7000人にも及ぶそうです。交通事故による死亡者数よりも、はるかに多いといわれています。

冬の寒い時期に、暖まっていないトイレやお風呂に行く場合などに起こります。

そのため、冬はお風呂場で心停止する割合も多くなります。夜間のピークはこれが原因であると考えられます。また、冷えたトイレで用を足した直後に、発作を起こして亡くなるケースもあるのです。

対策としては、**まずエアコンは常につけておきましょう**。電気代が少し上がるようですが、月に数千円くらいで突然死が防げるのであれば、安いものです。

節約といって、必要以上にエアコンやストーブを切ってしまうと、特に高齢の方にとっては命に関わります。以前、私は「二重サッシ」が標準の北海道で2階に住んでいたとき、冬でも室内が15度前後に保たれていました。ちなみに、ロシアでは基本的に暖房をつけっぱなしのようです。

お風呂のお湯をシャワーで入れると、蒸気で浴室内も温まります。この場合、お湯の温度をいつもより上げておきましょう。家族の中に、高齢の方がいる場合は2番目以降に入るようにすれば、ちょうど暖まった状態で入ることができます。

実は、世界の住宅の「冬の室温」は、日本がワースト1位だそうです。冬の室温が低いせいで、冬の心筋梗塞リスクが上がっているのかもしれません。

日本よりも寒いはずのカナダでさえ、冬に起こる心筋梗塞の増加率は20％以下なのです。そのためなのか、「ヒートショック」は、外国では別の意味になります。

病院でさえ、冬は廊下やエレベーターの中が冷えます。最近は、企業もヒートショック対策を打ち出しているようです。

まずは**家や会社の中で、寒いところと暖かいところを把握してください**。

それから、冷えた床や便座に直接触れないようにスリッパをはいたり、カバーを掛けたり、温度差をなくして、しっかり防寒するようにしましょう。

高血糖なら年に1回は循環器科に行こう

数ある危険因子の中で、最強最悪といっても過言ではないのが「糖尿病」です。

糖尿病の患者さんは、若いうちから複数の血管が詰まっているという特徴があるようです。私が担当していた患者さんの1人は、比較的若年にも関わらず、心臓の血管の複数個所が狭くなっていて、さらには足の血管も狭くなっていました。

糖尿病になると、3大合併症という、神経、目、腎臓に悪影響が出ることが多いようですが、心臓を含めた全身の血管にも影響があります。日本人は欧米人に比べて肥満度が低くても糖尿病になりやすいといわれており、本当に注意が必要です。

HbA1c（ヘモグロビン・エーワンシー）をご存知でしょうか。

血液の赤血球に含まれるヘモグロビンのうち、ブドウ糖と結合しているものの割合です。血糖値が高くなると増えます。

過去1～2カ月の血糖値を反映するといわれ、6・0％以上で「食後高血糖がないか調べた方がよい」、6・5%以上で「直ちに受診を推奨」という診断になります。

しかし、5・6%以上でも、たまに高血糖の状態となっている人がいます。

そのままの生活を続けると、インスリン抵抗性により、膵臓からインスリンを分泌する細胞も徐々に減って、糖尿病を発症してしまいます。

糖尿病の場合、心筋梗塞になるリスクは跳ね上がり、2〜3倍以上になります。

さらに、糖尿病の患者さんが心筋梗塞になると、重症であることが多いのです。

なぜなら、先にも述べたように、詰まっているところ以外の血管も狭くなっていることがよくあるからです。

また、血管の状態も非常に悪い場合があり、治療が難しいことがあります。糖尿病によって血管の内側が凸凹になっているのに加えて、血液がドロドロで固まりやすいのです。

糖尿病の人は、神経にも障害があるケースが多く、心筋梗塞などの血管の病気になっても重症になるまで症状が出ないこともあります。そのため、初めての検査で、重症な冠動脈疾患がわかることになるのです。

日本で糖尿病の人の数は約1000万人、糖尿病予備軍も約1000万人といわれています。

ところが、実際の患者数は約300万人です。残りの約700万人は、病院に通っているのか少し怪しいところです。

ただ、**初期の場合、食事や運動療法によって改善の余地はあります。**予備軍なら、食事と運動で完治させることも十分可能です。

私見ですが、糖尿病専門のクリニックでは、ごく一部を除いて、心臓の血管の病気の検査を行いません。検査したとしても、診断精度が低いものか、一度心筋梗塞にならないと異常が出ないものです。一方で、循環器専門医、とりわけ心臓カテーテルが専門の医者は、積極的に血管の状態を診断します。

今、糖尿病で近所のお医者さんに通っている人は、年1回くらいは循環器科にもかかってほしいものです。

リスクが高い人は専門医に相談を

心筋梗塞で搬送されてくる若い患者さんは、複数の危険因子を持っていることが、ほとんどです。

最近診た、比較的若い心筋梗塞の患者さんは、喫煙の習慣があり、高コレステロール血症とメタボリックシンドロームを併発していました。

また、別の患者さんは、以前喫煙していて、高コレステロール血症と高血圧などを起こしていました。

これまで、糖尿病、高ＬＤＬ（悪玉）コレステロール、高血圧、喫煙などのリスクがあると、心血管疾患になる危険が、数倍になるとお伝えしてきました。

基本的に複数の危険因子がある場合のリスクは、すべてのリスクを掛けた数になります。

例えば、2倍と3倍のリスクを持つ危険因子なら、6倍です。そのため、**危険因子の数に**

よっては10～20倍、30倍にもなります。

私たち心臓カテーテル専門医は、最も詳細な精密検査を行うことができます。超音波検査などで、血管の状態を診る内科医もいますが、診断精度が高いのは、やはり「心臓CT検査」です。心臓CTの画像で血管にプラークが認められれば、心臓カテーテル検査をします。

血管は全身に張り巡らされているので、心臓の血管にプラークがある場合は、全身の血管を診てもらった方がよいでしょう。血管内皮細胞機能の検査や、頸動脈や腎動脈の超音波検査、そして両手両足の血圧を同時に測るABI検査などは、比較的簡単に血管の状態を確認できます。

逆に、これらの検査で**体のどこかにプラークがあったり、異常があったりする場合は、心臓の血管についても調べてもらった方がよい**といえます。心臓の血管プラークがあっても、より厳しい基準で数値を管理することで、その後の予後が改善できると私は考えています。

私は、働き盛りの世代の人の急性心筋梗塞を治療することもあります。**比較的若い人が日本で心筋梗塞になる場合、トランス脂肪酸、ファストフードや加工肉など、悪い食生活のせいではないか**と危惧しています。

安い食事、ファストフードや加工肉を食べていれば、早死にします。

この本に書いてあることを実践すると、今までよりも食事にお金がかかるかもしれません。

しかし、**食事は、「体」という一番初めに作られる、最も大事な資産のもとになる**のです。これにこそお金をかけるべきではないでしょうか？

これまで述べてきた、運動と食事によって、年齢と喫煙以外の危険因子すべてを改善することができます。

楽をしていては、健康は手に入りません。

しかし、最短ルートというものはあります。

楽をするために努力をする。

矛盾していることですが、一度結果が出れば続けられるのではないでしょうか。

是非、読者のみなさんには健康になってほしいと願っています。

私も含めて、「年を取っても健康!」という方が増えることが、本書の最高の目的です。

おわりに

最後までお読みいただき、ありがとうございました。

本書では血管がイキイキして血液がサラサラになる方法、つまり、血流力の高め方をお伝えしました。「高め方」＝健康的な生活習慣です。体によい食事を摂り、健康を保つための運動を日々の生活に取り入れることです。

その方法をエビデンス（科学的根拠）をもとに紹介してきたわけですが、なぜエビデンスにこだわったのかというと、世の中にあふれている健康情報が、一見まともに見えてなんの根拠もない怪しいものばかりだからです。

本書の中で筋力トレーニングを紹介しましたが、お読みいただいてわかる通り、私も日々実践しています。医師である私が、自分の体で試して得た健康効果を紹介させていただいたわけです。ちなみに、今年測定した私の血管内皮細胞機能の指標であるFMD検査の結果ですが、9・3％でした。正常値が7％以上で男子大学生の平均が8％程度なので、私自身も血流はすごく良いみたいです。

もちろん、人それぞれ体力差などありますから、いきなり私がやっているトレーニングをそのままやってとは言いません。ただ、読んでいただいた中で、ご自分でも取り入れられそうなことを、ぜひ、始めてみてください。実践すれば、少なくとも今よりは健康になっていくはずですから。

いくつになっても、遅くはありません。私がお伝えした科学的根拠がある食生活や運動を知り、血流力を高めて血管の病気を防ぎ、「人生100年時代」を健康に生きる習慣を、身につけましょう。

ええと、ここからは少し御礼を。初タッグでいろいろ仕事をしていただいた編集者さん、クリニックに来てくれて、私の食事・運動指導を真面目に実践してくれている患者さん。イレギュラーがあっても、臨機応変に立ち回ってくれる大変優秀で優しい、一緒に仕事をしてくれているスタッフの皆さん。

最後に、いつも私を支えてくれて、仕事がうまくいかなくても寄り添って励ましてくれる最愛の家族に感謝。

梅津拓史

Andrea Beetz, et al. Psychosocial and Psychophysiological Effects of Human-Animal Interactions: The Possible Role of Oxytocin. Front Psychol. 2012; 3: 234.

Buzz Plus News【衝撃事実】世界の住宅「冬の室温」日本がワースト 1 位 / なんとベスト 1 位のロシアは 24 度
http://buzz-plus.com/article/2019/01/16/japanese-rooms-are-cold/
厚生労働省　ストレスチェック等の職場におけるメンタルヘルス対策・過重労働対策等
https://www.mhlw.go.jp/bunya/roudoukijun/anzeneisei12/index.html
『高齢者筋力トレーニング　貯筋運動指導者マニュアル』福永哲夫監修（保健同人社）
『世界一効率がいい最高の運動』川田浩志著（かんき出版）

文部科学省「日本食品標準成分表（八訂）増補 2023 年」

第 5 章
Lida M, et al. Impact of elevated blood pressure on mortality from all causes, cardiovascular diseases, heart disease and stroke among Japanese: 14 year follow-up of randomly selected population from Japanese -- Nippon data 80. J Hum Hypertens. 2003 Dec;17(12):851-7.
Imano H, et al. Low-density lipoprotein cholesterol and risk of coronary heart disease among Japanese men and women: the Circulatory Risk in Communities Study (CIRCS). Prev Med . 2011 May;52(5): 381-6.
Tian J, et al. Effect of statin therapy on the progression of coronary atherosclerosis. BMC Cardiovasc Disord. 2012 Sep 1; 12: 70.
Fujishima M, et al. Diabetes and cardiovascular disease in a prospective population survey in Japan: The Hisayama Study. Diabetes.1996 Jul; 45 Suppl 3: S14-6.
Wang H, et al. Association between occurrence of acute myocardial infarction and meteorological factors. J Cardiol. 2007 Jan; 49(1): 31-40.
Kagaya Y, Shimokawa H. Alteration in characteristics of acute myocardial infarction in Miyagi prefecture: analysis of data from Registry of Miyagi Study Group for AMI. J Jpn Coron Assoc 2008; 14:126-129.
Suzuki M, Ikaga T, and Hori S. Relationship between Bath-related Deaths and Low Air Temperature. Intern Med. 2017 Dec 1; 56(23):3173–3177.
Sheath T, et al. Increased winter mortality from acute myocardial infarction and stroke: the effect of age. J Am Coll Cardiol. 1999 Jun;33(7): 1916-9.
Rosengren A, et al. Association of psychosocial risk factors with risk of acute myocardial infarction in 11119 cases and 13648 controls from 52 countries (the INTERHEART study): case-control study. Lancet. 2004 Sep 11-17; 364(9438): 953-62.
Xu T, et al. Association of psychological risk factors and acute myocardial infarction in China: the INTER-HEART China study. Chin Med J (Engl). 2011 Jul; 124(14): 2083-8.

第4章

Anderson CA, et al. Dietary sources of sodium in China, Japan, the United Kingdom, and the United States, women and men aged 40 to 59 years: the INTERMAP study. J Am Diet Assoc. 2010 May;110(5): 736-45.

Saito E, et al. Impact of Alcohol Intake and Drinking Patterns on Mortality From All Causes and Major Causes of Death in a Japanese Population. J Epidemiol. 2018 Mar 5; 28(3): 140-148.

Ikehara S, et al. Alcohol consumption and mortality from stroke and coronary heart disease among Japanese men and women: the Japan collaborative cohort study. Stroke. 2008 Nov; 39(11): 2936-42.

Marugame T, et al. Patterns of alcohol drinking and all-cause mortality:results from a large-scale population-based cohort study inJapan. Am J Epidemiol. 2007 May 1; 165(9): 1039-46.

Sayon-Orea C, et al. Alcohol consumption and body weight: a systematic review. Nutr Rev. 2011 Aug; 69(8): 419-31.

Robert K. Murray, et al. Harper's Biochemistry 25th EDITION, a LANGE medical book

Shukla AP, et al. Carbohydrate-last meal pattern lowers postprandial glucose and insulin excursions in type 2 diabetes. BMJ Open Diabetes Res Care. 2017 Sep 14; 5(1): e000440.

Yabe D, et al. Dietary instructions focusing on meal-sequence and nutritional balance for prediabetes subjects: An exploratory, cluster-randomized, prospective, open-label, clinical trial. J Diabetes Complications. 2019 Oct 19: 107450.

Jakubowicz D, et al. Fasting until noon triggers increased postprandial hyperglycemia and impaired insulin response after lunch and dinner in individuals with type 2 diabetes: a randomized clinical trial. Diabetes Care. 2015 Oct;38(10):1820-6.

Jakubowicz D, et al. High-energy breakfast based on whey protein reduces body weight, postprandial glycemia and HbA1C in Type 2 diabetes. J Nutr Biochem. 2017 Nov; 49: 1-7.

Okada C, et al. Dietary Intake of Energy and Nutrients from Breakfast and Risk of Stroke in The Japanese Population: The Circulatory Risk in Communities Study (CIRCS). J Atheroscler Thromb. 2019 Feb 1; 26(2): 145-153.

Bhardwaj R, et al. Acute effects of diets rich in almonds and walnuts on endothelial function. Indian Heart J. 2018 Jul - Aug; 70(4):497-501.
Katz DL, et al. Effects of walnuts on endothelial function in overweight adults with visceral obesity: a randomized, controlled,crossover trial. J Am Coll Nutr. 2012 Dec; 31(6): 415-23.
Eslami O, et al. Inverse association of long-term nut consumption with weight gain and risk of overweight/obesity: a systematic review.Nutr Res. 2019 Aug; 68: 1-8.
Del Gobbo LC, et al. Effects of tree nuts on blood lipids, apolipoproteins,and blood pressure: systematic review, meta-analysis, and dose-response of 61 controlled intervention trials. Am J Clin Nutr.2015 Dec; 102(6): 1347-56.
Mohammadifard N, et al. The effect of tree nut, peanut, and soy nut consumption on blood pressure: a systematic review and meta-analysis of randomized controlled clinical trials. Am J Clin Nutr.2015 May; 101(5): 966-82.
Larsson SC, Orsini N. Red meat and processed meat consumption and all-cause mortality: a meta-analysis. Am J Epidemiol. 2014 Feb 1; 179(3): 282-9.
Wolk A. Potential health hazards of eating red meat. J Intern Med.2017 Feb; 281(2): 106-122.
Budhathoki S, et al. Association of Animal and Plant Protein Intake With All-Cause and Cause-Specific Mortality in a Japanese Cohort. JAMA Intern Med. 2019 Nov 1; 179(11): 1509-1518.
Zhong VW, et al. Associations of Dietary Cholesterol or Egg Consumption With Incident Cardiovascular Disease and Mortality. JAMA.2019 Mar 19; 321(11): 1081-1095.

厚生労働省「令和 5 年国民健康・栄養調査」
水産庁「令和 5 年度水産白書」
文部科学省「日本食品標準成分表（八訂）増補 2023 年」
内閣府食品安全委員会「平成 18 年度食品安全確保総合調査」
厚生労働省「日本人の食事摂取基準」(2015 年版)
厚生労働省「日本人の食事摂取基準」(2010 年版)
農林水産省「令和 5 年度食料需給表」

28; 347: f5001.
McRae MP. Health Benefits of Dietary Whole Grains: An Umbrella Review of Meta-analyses. J Chiropr Med. 2017 Mar; 16(1): 10-18.
Aune D, et al. Whole grain consumption and risk of cardiovascular disease, cancer, and all cause and cause specific mortality: systematic review and dose-response meta-analysis of prospective studies.BMJ. 2016 Jun 14; 353: i2716.
Shimabukuro M, et al. Effects of the brown rice diet on visceralobesity and endothelial function: the BRAVO study. Br J Nutr .2014 Jan 28; 111(2): 310-20.
Terashima Y, et al. Eating glutinous brown rice for one day improves glycemic control in Japanese patients with type 2 diabetes assessed by continuous glucose monitoring. Asia Pac J Clin Nutr.2017 May; 26(3): 421-426.
Crozier SJ, et al. Cacao seeds are a "Super Fruit": A comparative analysis of various fruit powders and products. Chem Cent J. 2011Feb 7; 5: 5.
Faridi Z, et al. Acute dark chocolate and cocoa ingestion and endothelial function: a randomized controlled crossover trial. Am J Clin Nutr. 2008 Jul; 88(1): 58-63.
Taubert D, et al. Effects of low habitual cocoa intake on blood pressure and bioactive nitric oxide: a randomized controlled trial. JAMA. 2007 Jul 4; 298(1): 49-60.
Baba S, et al. Plasma LDL and HDL cholesterol and oxidized LDL concentrations are altered in normo- and hypercholesterolemic humans after intake of different levels of cocoa powder. J Nutr. 2007 Jun; 137(6): 1436-41.
Grassi D, et al. Cocoa reduces blood pressure and insulin resistance and improves endothelium-dependent vasodilation in hypertensives. Hypertension. 2005 Aug; 46(2): 398-405.
Djoussé L, et al. Chocolate consumption is inversely associated with prevalent coronary heart disease: the National Heart, Lung, and Blood Institute Family Heart Study. Clin Nutr. 2011 Apr; 30(2):182-7.
Guasch-Ferré M, et al. Nut Consumption and Risk of Cardiovascular Disease. J Am Coll Cardiol. 2017 Nov 14;70(20):2519-2532.

Khaw KT, et al. Randomised trial of coconut oil, olive oil or butter on blood lipids and other cardiovascular risk factors in healthy men and women. BMJ Open. 2018 Mar 6; 8(3): e020167.
Robinson SA, et al. Short-term supplement of virgin coconut oil improves endothelial-dependent dilation but not exercise-mediated hyperemia in young adults. Nutr Res. 2019 Jul; 67: 17-26
A. Aro, et al. TransFatty Acids in Dairy and Meat Products from 14 European Countries: The TRANSFAIR Study. Journal of Food Composition and Analysis. 1998 Jun; 11(2). 150-160.
Fuke G, Nornberg JL. Systematic evaluation on the effectiveness of conjugated linoleic acid in human health. Crit Rev Food Sci Nutr.2017 Jan 2;57(1):1-7.
SEAN. O'KEEFE, et al. LEVELS OF TRANS GEOMETRICAL ISOMERS OF ESSENTIAL FATTY ACIDS IN SOME UNHYDROGENATED U. S. VEGETABLE OILS. Journal of Food Lipids.1994 Sep; 1(3).
Mozaffarian D, Aro A, Willett WC. Health effects of trans-fatty acids: experimental and observational evidence. Eur J Clin Nutr. 2009 May; 63 Suppl 2: S5-21.
Chan Q, et al. Relation of raw and cooked vegetable consumption to blood pressure: the INTERMAP Study. J Hum Hypertens. 2014 Jun; 28(6): 353-9.
Oude Griep LM, et al. Association of raw fruit and fruit juice consumption with blood pressure: the INTERMAP Study. Am J ClinNutr. 2013 May; 97(5): 1083-91.
Mori N, et al. Cruciferous vegetable intake and mortality in middle-aged adults: A prospective cohort study. Clin Nutr. 2019 Apr;38(2): 631-643.
Kapil V, et al. Dietary nitrate provides sustained blood pressure lowering in hypertensive patients: a randomized, phase 2, double-blind, placebo-controlled study. Hypertension . 2015 Feb; 65(2):320-7.
Eshak ES, et al. Dietary fiber intake is associated with reduced risk of mortality from cardiovascular disease among Japanese men and women. J Nutr. 2010 Aug; 140(8): 1445-53.
Murki I, et al. Fruit consumption and risk of type 2 diabetes: results from three prospective longitudinal cohort studies. BMJ. 2013 Aug

Controlled Trials. PLoS One. 2015 Nov 16; 10(11): e0142652.
Kokubo Y, et al. Association of dietary intake of soy, beans, and isoflavones with risk of cerebral and myocardial infarctions in Japanese populations: the Japan Public Health Center-based (JPHC)
study cohort I. Circulation. 2007 Nov 27;116(22):2553-62.
Nagata C, et al. Dietary soy and natto intake and cardiovascular disease mortality in Japanese adults: the Takayama study. Am J Clin Nutr. 2017 Feb; 105(2): 426-431.
Chan YH, et al. ons at high risk of cardiovascular events: implications for vascular endothelial function and the carotid atherosclerotic burden. Am J Clin Nutr. 2007 Oct;86(4):938-45.
Blanco Mejia S, et al. A Meta-Analysis of 46 Studies Identified by the FDA Demonstrates that Soy Protein Decreases Circulating LDL and Total Cholesterol Concentrations in Adults. J Nutr. 2019 Jun 1; 149(6): 968-981.
Nozue M, et al. Fermented Soy Product Intake Is Inversely Associated with the Development of High Blood Pressure: The Japan Public Health Center-Based Prospective Study. J Nutr . 2017 Sep;147(9): 1749-1756.
Lou XX, et al. Effect of soy isoflavones on blood pressure: a meta-analysis of randomized controlled trials. Nutr Metab Cardiovasc Dis. 2012 Jun; 22(6): 463-70.
Messina M, Impact of Soy Foods on the Development of BreastCancer and the Prognosis of Breast Cancer Patients. Forsch Komplementmed.2016; 23(2): 75-80.
Applegate CC, et al. Soy Consumption and the Risk of ProstateCancer: An Updated Systematic Review and Meta-Analysis. Nutrients.2018 Jan 4;10(1). pii: E40.
Schwingshackl L, Hoffmann G. Monounsaturated fatty acids, olive oil and health status: a systematic review and meta-analysis of cohort studies. Lipids Health Dis. 2014 Oct 1; 13: 154.
Shai I, et al. Weight Loss with a Low-Carbohydrate, Mediterranean,or Low-Fat Diet. N Engl J Med. 2008; 359: 229-241.
Estruch R, et al. Primary Prevention of Cardiovascular Disease with a Mediterranean Diet. N Engl J Med. 2013; 368: 1279-1290.

Surgeon General. Atlanta: U.S. Department of Health and Human Services,Centers for Disease Control and Prevention, National Center for Chronic Disease Prevention and Health Promotion, Office on Smoking and Health, 2014 [accessed 2017 Apr 20].
Glantz SA. PMI's own in vivo clinical data on biomarkers of potential harm in Americans show that IQOS is not detectably different from conventional cigarettes. Tob Control . 2018 Nov; 27(Suppl 1):s9-s12.
Nabavizadeh P, et al. Vascular endothelial function is impaired by aerosol from a single IQOS HeatStick to the same extent as by cigarette smoke. Tob Control. 2018 Nov; 27(Suppl 1): s13-s19.
Mozaffarian D, et al. Changes in diet and lifestyle and long-term weight gain in women and men. N Engl J Med. 2011 Jun 23;364(25): 2392-404.

厚生労働省「令和 5 年（2023 年）患者調査の概況」
厚生労働省「令和 4 年国民健康・栄養調査」
厚生労働省「令和 5 年国民健康・栄養調査」
文部科学省「日本食品標準成分表（八訂）増補 2023 年」
メタボリックシンドローム診断基準検討委員会「メタボリックシンドロームの定義と診断基準」,『日本内科学会雑誌』第 94 巻第 4 号別刷 2005 年 4 月
『世界一効率がいい最高の運動』川田浩志著（かんき出版）

第 3 章

Jayedi A, et al. Fish consumption and risk of all-cause and cardiovascular mortality: a dose-response meta-analysis of prospective observational studies. Public Health Nutr . 2018 May; 21(7): 1297-1306.
Del Brutto OH, et al. Dietary Oily Fish Intake and Blood Pressure Levels: A Population − Based Study. J Clin Hypertens (Greenwich).2016 Apr; 18(4): 337-41.
Alhassan A, et al. Consumption of fish and vascular risk factors: A systematic review and meta-analysis of intervention studies. Atherosclerosis.2017 Nov; 266: 87-94.
Du S, et al. Does Fish Oil Have an Anti-Obesity Effect in Overweight/Obese Adults? A Meta-Analysis of Randomized

Batterham RL, et al. Critical role for peptide YY in protein-mediated satiation and body-weight regulation. Cell Metab. 2006 Sep; 4(3):223-33.
Dominik H Pesta and Varman T Samuel. A high-protein diet for reducing body fat: mechanisms and possible caveats. Nutr Metab (Lond). 2014; 11: 53.
Douglas Paddon-Jones and Blake B. Rasmussen. Dietary protein recommendations and the prevention of sarcopenia Protein, amino acid metabolism and therapy. Curr Opin Clin Nutr Metab Care .2009 Jan; 12(1): 86–90.
Hughes MC, et al. Sunscreen and prevention of skin aging: a randomized trial. Ann Intern Med. 2013 Jun 4; 158(11): 781-90.
Miyauchi M, et al. The solar exposure time required for vitamin D3 synthesis in the human body estimated by numerical simulation and observation in Japan. J Nutr Sci Vitaminol (Tokyo). 2013; 59(4):257-63.
Oda N, et al. Relation of the Bilateral Earlobe Crease to Endothelial Dysfunction. Am J Cardiol. 2017 Jun 15; 119(12): 1983-1988.
Borgi L, et al. Potato intake and incidence of hypertension: results from three prospective US cohort studies. BMJ. 2016 May 17; 353:i2351.
Nina C. Franklin, et al. Massage Therapy Restores Peripheral Vascular Function following Exertion. Arch Phys Med Rehabil . 2014 June ; 95(6): 1127–1134.
Matsushita Y, et al. How can waist circumference predict the body composition? Diabetol Metab Syndr. 2014 Jan 29; 6(1): 11.
Choi ES, et al. Relationship between rectus abdominis muscle thickness and metabolic syndrome in middle-aged men. PLoS One.2017 Sep 15; 12(9): e0185040.
Ishikawa-Takata K, et al. How much exercise is required to reduce blood pressure in essential hypertensives: a dose-response study.Am J Hypertens. 2003 Aug; 16(8): 629-33.
Linda S. Pescatello, et al. Exercise for Hypertension: A Prescription Update Integrating Existing Recommendations with Emerging Research.Curr Hypertens Rep. 2015; 17(11): 87.
U.S. Department of Health and Human Services. The Health Consequences of Smoking—50 Years of Progress: A Report of the

Term Risk of Ischemic Stroke in Patients with Atrial Fibrillation. Transl Stroke Res. 2017 Apr; 8(2): 122-130.
Seidelmann SB, et al. Dietary carbohydrate intake and mortality: a prospective cohort study and meta-analysis. Lancet Public Health.2018 Sep; 3(9): e419-e428.
Fung TT, et al. Low-carbohydrate diets and all-cause and cause-specific mortality: two cohort studies. Ann Intern Med. 2010 Sep 7; 153(5): 289-98.
Zong G, et al. Intake of individual saturated fatty acids and risk of coronary heart disease in US men and women: two prospective longitudinal cohort studies. BMJ. 2016 Nov 23; 355: i5796.
Iso H, et al. Fat and Protein Intakes and Risk of Intraparenchymal Hemorrhage among Middle-aged Japanese. Am J Epidemiol.2003Jan1;157(1): 32-9.
Roberts MN, et al. A Ketogenic Diet Extends Longevity and Healthspan in Adult Mice. Cell Metab. 2017 Sep 5; 26(3): 539-546. e5
Krikorian R, Dietary ketosis enhances memory in mild cognitive impairment. Neurobiol Aging. 2012 Feb; 33(2): 425.e19-27.
Tørris C, et al. Lean Fish Consumption Is Associated with Beneficial Changes in the Metabolic Syndrome Components: A 13-Year Follow-Up Study from the Norwegian Tromsø Study.Qin ZZ, et al. Effects of fatty and lean fish intake on stroke risk: a meta-analysis of prospective cohort studies. Lipids Health Dis. 2018 Nov 23; 17(1): 264.
Chen HM, et al. Tomato and lycopene supplementation and cardiovascular risk factors: A systematic review and meta-analysis. Atherosclerosis.2017 Feb; 257: 100-108.
Min JE, et al. Calories and sugars in boba milk tea: implications for obesity risk in Asian Pacific Islanders. Food Sci Nutr. 2016 Mar 29;5(1): 38-45.
Morton RW, et al. A systematic review, meta-analysis and meta-regression of the effect of protein supplementation on resistance training-induced gains in muscle mass and strength in healthy adults. Br J Sports Med. 2018 Mar; 52(6): 376-384.
Klaas R Westerterp. Diet induced thermogenesis. Nutr Metab (Lond). 2004; 1: 5.

Nezu T, et al. Endothelial dysfunction is associated with the severity of cerebral small vessel disease. Hypertens Res. 2015 Apr; 38(4):291-7.
Tachibana H, et al. Vascular Function in Alzheimer's Disease and Vascular Dementia. Am J Alzheimers Dis Other Demen. 2016 Aug;31(5): 437-42.
Sumino H, et al. Relationship between brachial arterial endothelial function and lumbar spine bone mineral density in postmenopausal women. Circ J. 2007 Oct;71(10):1555-9.

厚生労働省「令和5年（2023）人口動態統計月報年計（概数）の概況」
谷本芳美、他「日本人筋肉量の加齢による特徴」，『日本老年医学会雑誌』第47巻第1号，pp.52-57.2010年
厚生労働省「平成28年国民生活基礎調査」
日本脳卒中学会編「脳卒中治療ガイドライン2015」
内閣府「高齢社会白書」（令和4年版）

第2章

Toshiro Fujita. Mechanism of Salt-Sensitive Hypertension: Focus on Adrenal and Sympathetic Nervous Systems. J Am Soc Nephrol.2014 Jun; 25(6): 1148–1155.
Katsuya T, et al. Salt sensitivity of Japanese from the viewpoint of gene polymorphism. Hypertens Res. 2003 Jul; 26(7): 521-5.
Morimoto A, et al. Sodium sensitivity and cardiovascular events in patients with essential hypertension. Lancet . 1997 Dec 13;350(9093): 1734-7.
Evan L. Matthews, et al. High dietary sodium reduces brachial artery flow-mediated dilation in humans with salt-sensitive and salt-resistant blood pressure. J Appl Physiol (1985) . 2015 Jun 15;118(12): 1510-5.
El-Sharkawy AM, et al. Acute and chronic effects of hydration status on health. Nutr Rev. 2015 Sep; 73 Suppl 2: 97-109.
Chan J, et al. Water, other fluids, and fatal coronary heart disease:the Adventist Health Study. Am J Epidemiol. 2002 May 1; 155(9):827-33.
Swerdel JN, et al. Association Between Dehydration and Short-

参考文献

第1章

Tatsuya Maruhashi, et al. Relationship between flow-mediated vasodilationand cardiovascular risk factors in a large community-based study. Heart. 2013 Dec 15; 99(24): 1837–1842.

Kaji H. Adipose Tissue-Derived Plasminogen Activator Inhibitor-1Function and Regulation. Compr Physiol . 2016 Sep 15; 6(4): 1873-1896.

Teemu J. Niiranen, et al. Prevalence, Correlates, and Prognosis ofHealthy Vascular Aging in a Western Community-Dwelling Cohort.Hypertension. 2017; 70: 267–274

Kohji Shirai, et al. Cardio-Ankle Vascular Index (CAVI) as a NovelIndicator of Arterial Stiffness: Theory, Evidence and Perspectives.J Athelroscler Thromb. 2011; 18: 924-938

Stephanie Studenski, et al. Gait Speed and Survival in OlderAdults. JAMA. 2011; 305(1): 50-58.

Thomas Yates, et al. Association of walking pace and handgripstrength with all-cause, cardiovascular, and cancer mortality: a UKBiobank observational study. European Heart Journal. 2017; 38(43):3232–3240

Sahni S, et al. Higher Protein Intake Is Associated with HigherLean Mass and Quadriceps Muscle Strength in Adult Men and Women. J Nutr. 2015 Jul; 145(7): 1569-75.

Glucose tolerance and mortality: comparison of WHO and American Diabetes Association diagnostic criteria. The DECODE study group. European Diabetes Epidemiology Group. Diabetes Epidemiology:Collaborative analysis Of Diagnostic criteria in Europe. Lancet.1999; 354: 617-21.

Kaneto H, Matsuoka TA. Down-regulation of pancreatic transcription factors and incretin receptors in type 2 diabetes. World J Dia-betes. 2013 Dec 15; 4(6): 263-9.

Iso H, et al. Serum triglycerides and risk of coronary heart disease among Japanese men and women. Am J Epidemiol . 2001 Mar 1;153(5): 490-9.

Stergiou GS, et al. Prognosis of white-coat and masked hypertension:International Database of HOme blood pressure in relation to Cardiovascular Outcome. Hypertension. 2014 Apr; 63(4): 675-82.

梅津拓史（うめつ・ひろし）

日本循環器学会専門医。日本心血管インターベンション治療学会認定医。専門は心臓血管治療。通算の心臓カテーテル治療件数はファーストオペレーターとして2500例以上。急性心筋梗塞や狭心症の治療を中心に基本的な心臓カテーテル検査から最も難易度の高い慢性完全閉塞病変のカテーテル治療まで幅広く施行し、多くの心疾患の患者を救った心血管カテーテル治療のエキスパート。現在は、これまでの治療経験から、治療だけでなく疾患の予防が大事だと気づき、生活習慣病全体の治療に従事している。3年前から本格的に筋力トレーニングを始め、ベンチプレス100kgなど、自身のトレーニング実績も豊富。その経験も踏まえた食事・運動指導は評判となり、雑誌監修、テレビ出演など各メディアをはじめ、健康分野での活動や取り組みが注目されている。著書『血管の専門医が教える「血流」をよくする最高の習慣』（総合法令出版）。

血管専門医が教える新事実
科学的根拠で血流をよくする

2025年4月18日　初版発行

著　者　梅津拓史
発行者　野村直克
発行所　総合法令出版株式会社
〒103-0001 東京都中央区日本橋小伝馬町 15-18
EDGE 小伝馬町ビル 9 階
電話　03-5623-5121
印刷・製本　中央精版印刷株式会社

ISBN 978-4-86280-991-9
総合法令出版ホームページ　http://www.horei.com/